Jürgen Müller • Bösartig

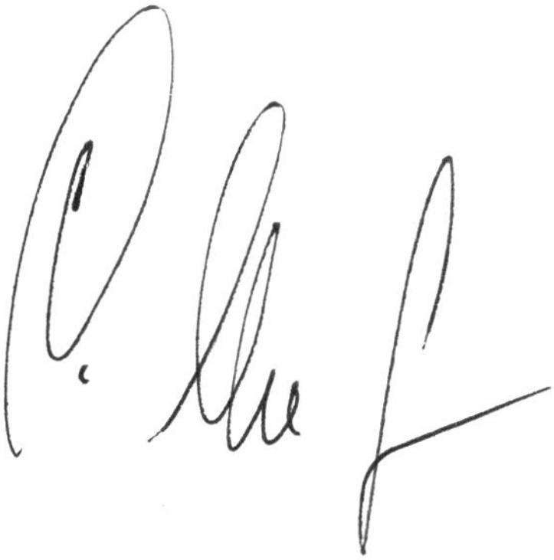

Jürgen Müller

Bösartig

Der härteste Kampf meines Lebens

erzählt von Wolfgang Bankowsky

Verlag Denkmayr

ISBN 3-902257-73-3

Originalausgabe des Autors Wolfgang Bankowsky
in Übereinstimmung mit Jürgen Müller

Gestaltung: Walter Fleischhacker, A-4600 Wels

Gesamtherstellung: Ernst Denkmayr Ges.m.b.H.
Druck & Verlag – A-4020 Linz.

Printed in Austria.

Vorwort des Autors

Dieses Buch behandelt einen wesentlichen Lebensabschnitt von Jürgen Müller.

Ein kleines Stück des Lebens bin ich mit ihm gemeinsam gegangen. Jürgen war einige Jahre erfolgreicher Profi-Fußballer beim SK VÖEST Linz und ich war siebzehn Jahre lang der Stadionsprecher des Vereins, der auch Jürgen Müllers Einsätze, Tore, Ein- und Auswechslungen zu moderieren hatte.

Nach seiner Profizeit verloren wir uns aus den Augen und sahen uns einige Jahre nicht. Erst im Herbst 2003, anlässlich einer Sportmoderation für den ORF-Radio Oberösterreich, lief mir Jürgen Müller im Rieder Stadion vor dem Match über den Weg. Ich hatte große Eile. In diesen wenigen Sekunden grüßten wir uns und ich dachte, er sieht jetzt anders aus, er verhält sich anders, das ist nicht mehr der Jürgen Müller, den ich von früher kenne.

Welch Zufall: Wenig später bat mich unser beider gemeinsamer Freund Jürgen Werner, Jürgen Müller beim Aufarbeiten seiner Erlebnisse zu helfen. Er hatte sie in einem umfassenden Tagebuch niedergeschrieben. Ich stellte fest, dass es sich inhaltlich um die dramatischen Situationen rund um die Diagnose Krebs handelte.

Dieses Buch erzählt nicht nur seine Erlebnisse, es beleuchtet auch die Gefühle, Ängste und Sorgen eines Krebspatienten und seiner Angehörigen sowie Freunde. Dazu schildert es auch die Erkenntnisse des Jürgen Müller und wie sich Wertigkeiten und Ansichten des Lebens verändern können.

Seite für Seite begegnete ich in seinen Aufzeichnungen Verwandten, Bekannten und Freunden von Jürgen Müller. Es hatte den Anschein, dass ich sie beim Schreiben immer besser kennen lernte. Ich versetzte mich in den schon gezeichneten Jürgen Müller, als er Sorgen mit seiner Frau nicht in den Griff zu bekommen schien. So war ich faktisch im Kopf oder in der Seele dabei, wie es zur Operation ging. Ich erwachte gefühlsmäßig mit ihm aus der Narkose und erlebte seinen Kampf danach.

Ich muss gestehen, dass ich seither einigen Respekt für ihn verspüre, den ich ihm in diesem Ausmaß bisher nie entgegengebracht hatte.

Ich habe dieses Buch nicht nur für Jürgen Müller geschrieben.

Denn Jürgen will seine Erkenntnisse anderen Betroffenen mitteilen und ihnen damit Mut machen. Er will Gesunden die Möglichkeit geben, sich aus dem Fenster zu lehnen und zu beobachten, wie sich die Geißel Krebs auf das tägliche Leben auswirkt, wie man damit umgeht, wie man sie bekämpft.

Er sagt damit, dass man es alleine kaum schafft, auch wenn man letztlich mit sich alleine ist.

Er betont damit aber auch seine Dankbarkeit für so viele Menschen, die ihm in schweren Stunden geholfen haben und immer noch helfen. Denn eigentlich, so betont er, ist es nie vorbei.

Bei der Niederschrift dieses Buches habe ich mich auf Jürgen Müllers aufgezeichnete Fakten verlassen und in vielen Gesprächen mit ihm seine Gefühle zu ergründen versucht. Für seine offene Art möchte ihm von dieser Stelle aus danken. Seine Angaben waren authentisch. Wenn Fehler gemacht wurden, gehen sie auf meine Kappe.

Wolfgang Bankowsky, im November 2003.

Zur Person Jürgen Müller

Geboren am 25. Juni 1967

1981 – als Vierzehnjähriger in der Kampfmannschaft bei ASKÖ Leonding (2. Landesliga).

1984 – als Siebzehnjähriger vom SK VÖEST in den Kader geholt.

1985 – erster Bundesligaeinsatz gegen Austria Wien.

Er spielte gegen internationale Fußballgrößen wie Hans Krankl, Herbert Prohaska, Hansi Müller, Tibor Nilyasi, Mario Kempes, Zlatko Krancjar und viele andere.
Jürgen Müller stand in einer Mannschaft beim SK VÖEST LINZ mit Jürgen Werner I und Jürgen Werner II, Helmut Wartinger, Fredi Schill, Georg Zellhofer, Erwin Fuchsbichler, Frenckie Schinkels, Hans Dihanich, Günther Stöffelbauer, Alexander Sperr, Thomas Laschinger etc.
Er kam zu internationalen U-21-Einsätzen mit damals Gleichaltrigen wie Peter Stöger, Peter Artner, Peter Schöttel, Max Eisenköck, Gerald Glatzmayer, um nur einige zu nennen.
Nach seiner Fußballerkarriere landete Jürgen Müller in der audio-visionellen Branche. Er arbeitete auch erfolgreich als Model für Modeschauen und gestaltete Mode-Tipps im Regionalfernsehen.

I

Als ich mein Leben verlor

Das Jahr 2000 hatte soeben begonnen. Wie viele andere unserer Bekannten, Freunde und Verwandten hatten wir uns für dieses besondere Jahr und das neue Jahrtausend viel vorgenommen.

Wir, das waren damals meine Frau Petra, unser gemeinsamer Sohn Calvin, der am 20. Februar seinen fünften Geburtstag feiern sollte, und ich, Jürgen Müller, der ehemalige von vielen Spielen sportlich gestählte Fußballprofi.

An diesem kalten und trüben Jännertag hatte ich frei, und wir drei freuten uns auf einen gemütlichen Tag daheim. Calvin lag mir in den Ohren, was er sich denn so alles zum Geburtstag wünsche, und wir beide spielten im Wohnzimmer. Ausgelassen turnten wir dabei auf Couch und Boden herum, während Petra die Tageszeitung las.

Irgendwann war Calvin dann das Spielzeug hinter die Couch gefallen und ich beugte mich über die Lehne, um es hervor zu kramen. Dabei spürte ich einen immer stärker werdenden Schwindel und ich schüttelte den Kopf, als wollte ich diesen wegschütteln. So war ich es ja auch als Profifußballer gewohnt, wenn ich einmal gefoult worden war und danach den Schmerz einfach verdrängte um weiterzuspielen.

„Was ist los mit dir?“, fragte mich Petra. Mir war so komisch und ich schüttelte erneut den Kopf. Damit war die Sache aber auch schon erledigt und vergessen.

Zwei Wochen später war ich schon etwas früher am Nachmittag von der Arbeit nach Hause gekommen. Den ganzen Tag über war es mir im Büro nicht gut gegangen. Ich spürte, wie Fieber langsam von mir Besitz ergriffen hatte und immer stärker geworden war. In meinem Kopf war eine völlige Leere. Ich hatte noch nie zuvor so ein Gefühl gekannt und war froh, nach der Fahrt mit dem Auto zuhause zu sein. Es war Ende Jänner und Grippezeit. Die Vermutung lag nahe, dass mich die Influenza erwischt hatte.
Wenig später war Petra mit Calvin nach Hause gekommen.
„Ich fühle mich so elend. Es ist wohl am besten, gleich ins Bett zu gehen.“
„Bitte tu das, ehe du uns beide ansteckst.“
Ich verzog mich gleich ins Schlafzimmer und kroch förmlich ins Bett. Als ich so da lag, überkam mich ein eigenartiges Gefühl. Es war, als fiele ich in ein großes schwarzes Loch und ich glaubte, nirgendwo anzukommen. Ich fiel und fiel – und ich bekam es mit der Angst zu tun.
Als ich Petra mein schreckliches Erlebnis geschildert hatte, wusste auch sie keine Antwort auf meine Frage, worin wohl die Ursachen lagen.

Im selben Augenblick wurde mir schlecht und ich musste mich sofort übergeben. Es kam ganz grün vom Magen herauf und ich fiel schon wieder in dieses schwarze Loch. Ich konnte mich beobachten, wie ich fiel und fiel, und dabei war ich bei vollem Bewusstsein, fühlte mich jedoch völlig wehrlos. Panikattacken überkamen mich.

Petra war inzwischen aus dem Schlafzimmer zum Telefon geeilt, um einen Arzt zu rufen. Es dauerte, bis sie sich durchgefragt hatte.
Die Minuten bis zu seinem Eintreffen erschienen mir wie Stunden. Petra war inzwischen mit den Nerven scheinbar am Ende. Ich lag schweißgebadet da und fühlte mich elend. Calvin war völlig durcheinander.
Der Arzt war nicht unbedingt einer der feinfühligsten und wohl auch nicht unbedingt eine Leuchte seines Faches. Jedenfalls sah er mich kurz an, ehe sein Blick auf die von Angst erfüllte Petra fiel, die er süffisant als hysterische Gurke bezeichnete.
„Soviel Sorgen wegen einer Unpässlichkeit“, wandte er sich mir zu.
Er tat, als würde ich simulieren, und ich fühlte mich von ihm als Simulant provoziert.

Mir gingen in dieser Sekunde diverse Schiedsrichter durch den Kopf, die mich zum Weiterspielen aufforderten, obwohl ich am Rasen lag, mein Schienbein gerade teuflisch schmerzte und ich mir nicht sicher

war, ob es gebrochen war. In zehn Jahren als Berufsfußballer hatte ich oft so da gelegen. Irgendjemand war immer da, der glaubte, dass ein am Boden liegender Fußballer simuliert.
Möglicherweise kannte mich dieser Doktor ja auch noch als Fußballer. Mir gegenüber verhielt er sich jedenfalls als arroganter und selbstherrlicher Mensch, was er auch bei seinem Abgang bestätigte.
„Also, ich kann wirklich nichts feststellen, wenn es nicht besser wird, rufen sie halt die Rettung, wenn sie meinen…“ – und weg war er. Er hatte es tatsächlich geschafft, bei uns ein schlechtes Gewissen zu hinterlassen, weil wir es gewagt hatten, ihn zu uns zu bitten oder jetzt einen Rettungswagen zu blockieren.

Meine Situation verbesserte sich jedoch nicht. So hatte Petra tatsächlich die Rettung gerufen, die mich ins Welser Krankenhaus karrte. Am Weg dorthin suchte ich im Krankenwagen nach einer Erklärung und kam zur Erkenntnis, wohl eine Grippe verschleppt zu haben.

„Eine verschleppte Grippe“, sagte ich dann auch zu den Ärzten im Krankenhaus und die glaubten das eigentlich auch. Um aber auf Nummer Sicher zu gehen, wurde ich dabehalten.
Ich sollte die Nacht im Krankenhaus verbringen und wurde mit meinem Bett auf den Gang gerollt, wo ich nach einer Untersuchung einschlief.

Am Morgen erwachte ich am Gang, und man teilte mir mit, nichts gefunden zu haben. Ich möge mich aber schonen und gut auskurieren, was ich auch vorhatte. Ich glaubte nun schon selbst die Geschichte mit der verschleppten Grippe und kurierte mich eine Woche lang daheim aus.

*

Jetzt fühlte ich mich gut und hatte auch wieder mit der Arbeit beim Regionalfernsehsender WT 1 begonnen. Mein Körper sehnte sich nach einer Woche des Herumhängens nach Bewegung. Ich besuchte also das Fitnesscenter, wo ich gleich einmal das Laufband strapazierte und später am Rudergerät einige virtuelle Kilometer absolvierte.
Nach einer weiteren Woche glaubte ich mich so weit fit zu fühlen, um auch die Fußballschuhe wieder zu schnüren. Die Meisterschaft stand vor der Tür – in diesem Match ging es gegen Bad Schallerbach. Ein Vorbereitungsmatch, das unserer Mannschaft wertvolle Aufschlüsse für die im März beginnende Meisterschaft bringen sollte. Ich nahm das sehr ernst, auch wenn ich meine Profikarriere schon beendet hatte. Aber Fußball war nach wie vor mein Leben.

Schon beim Aufwärmen war es mir nicht recht gut gegangen. Ich schwieg aber gegenüber dem Trainer und lief ein. Nach zehn Minuten war es 1:0 für uns gestanden und ich hätte mich eigentlich als Torschütze freuen sollen. Doch ich war mit meinem schlech-

ten Befinden zu sehr beschäftigt. Wenig später konnte ich dann auch nicht mehr weiterspielen.
Es war ein harmloser Zweikampf, der mir scheinbar den Boden unter den Füßen nahm. Ich lag am Rasen und konnte nicht mehr aufstehen. Es war das erste Mal, dass mir so etwas passierte.
„Trainer, es geht nicht mehr, nimm mich aus dem Spiel“, lallte ich nur noch.
Der Teammasseur und ein Teamkollege schleppten mich, auf ihre Schultern gestützt, vom Feld. In der Kabine erholte ich mich nur langsam.
Daheim erzählte ich Petra von der Geschichte im Spiel gegen Bad Schallerbach und wir beschlossen gemeinsam, sofort unseren Hausarzt in Marchtrenk aufzusuchen. Dr. Holzhey hörte sich meine Schilderungen an und musterte mich auch genau. Danach schickte er mich gleich am nächsten Tag zu Dr. Brennberger, einem Welser Internisten.

Mit ziemlichem Herzklopfen kam ich beim Internisten an. Er nahm eine Blutuntersuchung vor, machte ein EKG und schickte mich weiter zu einem Hals-Nasen-Ohren-Arzt.
Es folgte eine vierzehntägige Wartezeit auf die Befunde. Sie bescheinigten mir: „Alles okay.“

Dr. Brennberger schickte mich aber vorsichtshalber noch zum Röntgen, wo die Halsschlagader und der Kopf genauer unter die Lupe genommen werden sollten. Als ich mich beim Röntgen auf die linke Seite drehen musste, begann sofort wieder der ominöse Schwindelanfall, den ich nun schon sehr gut kannte. Doch auch dem Röntgen-Arzt fiel nichts Besorgniserregendes auf.

Eine weitere Woche später teilte man mir den Befund mit – und wieder schien alles in Ordnung zu sein.

Bis zu diesem Gespräch hatten Petra und ich zu dem Internisten vollstes Vertrauen, was sich jedoch mit einem Schlag ändern sollte. Mit einer schnellen Antwort stellte er sich bloß. Als Fußballer würde ich sagen, es war ein Foul ohne Ball.

Als nämlich auch bei dieser Untersuchung nichts herausgekommen war, fragte zur Abwechslung ich ihn einmal etwas:

„Wäre es nicht ratsam, Herr Doktor, eine Kernspintomographie zu machen?"

Seine Antwort kam gleich einem Ellbogencheck und schlug sich mir heftig auf den Magen.

„Lieber Herr Müller. Da muss schon ein bisschen mehr vorliegen als Schwindel und Zusammenbrechen, denn das ist eine sehr teure Untersuchung!"

Ob dieser Aussage verspürte ich Unbehagen. Es schien mir, als hätte er mich abqualifiziert, als zöge er genau hier die Grenze zwischen einem Kassen- und einem Privatpatienten.

Petra und ich verließen die Praxis. Ich fühlte mich unzufrieden, unverstanden, ja verarscht – und ich hatte ein mulmiges Gefühl.

Mit meiner Frage nach einer Kernspintomographie hatte ich den Doktor wohl bei seiner Ehre getroffen und seine Kompetenz in Frage gestellt. Wie konnte ich es wagen? Es kam mir vor, als bestrafte er mich mit seiner Antwort für meine Frage. Jedenfalls verschwendete der Herr Doktor für mich nicht einmal im Ansatz einen Gedanken für eine Kernspintomographie. Das umschrieb er freilich sehr geschickt … denn das ist eine sehr teure Untersuchung … Der Satz lag mir noch lange auf der Seele und im Magen.

*

Mein Zustand hatte sich mittlerweile von Woche zu Woche verschlechtert. Mein Arbeitgeber schien mich auch schon schief anzusehen, wenn ich ihm mitteilte, dass es mir schlecht ginge. Die Kolleginnen und Kollegen waren geteilter Meinung. Sie kannten mich nicht als wehleidig oder als Menschen, der wegen jeder Kleinigkeit zuhause bleibt.

Im Fußballklub musste ich mich rechtfertigen. Ich, der ehemalige Profi, schien plötzlich Allüren an den Tag zu legen. Dabei hatte ich meine ganze Karriere lang versucht, keine Allüren zu haben, obwohl ich mit Größen wie Jürgen Werner, Erwin Fuchsbichler, Georg Zellhofer, Manfred Schill, Helmut Wartinger, Hans Dihanich oder Frenckie Schinkels in einem Team gestanden war und gegen Stars wie Hans Krankl, Herbert Prohaska, Hansi Müller, Bozo Bakota, Zizo Kranjcar, Tibor Nilyasi oder Mario Kempes gespielt hatte. Anstatt mich als Star mit Allüren zu zeigen, präsentierte ich mich lieber als Kämpfer am Feld. Das entsprach auch mehr meinem Naturell. Vielmehr plagte mich ein schlechtes Gewissen, weil es mir jetzt nicht so gut ging.

Mir fiel in diesen Märztagen mein ehemaliger Sportarzt in Ried im Innkreis ein. Ich hatte nach meinem Engagement beim SK VOEST Linz ja auch einige Zeit beim SV Ried gespielt. Dr. Max Wiesner-Zechmeister kannte mich und meinen Körper genau.

Ich fasste nochmals Mut und wandte mich an ihn. Er schloss aus meinen Erzählungen, dass ich schon alle Untersuchungen hinter mich gebrachte hätte und nahm auch zur Kenntnis, dass nach diesen Befunden „alles okay“ war.
Er diagnostizierte aber schon bei diesem ersten Zusammentreffen, dass mein Energiefluss vom Nacken her gestört war. Die Behandlung mit Laser-Akupunktur und Manipulation der Nackenwirbel sprach dann auch sofort an. Ich war erleichtert.

Die nächsten zwei Wochen fühlte ich mich nach jeder Behandlung besser.
Als sich jedoch Dr. Wiesner-Zechmeister in den Urlaub verabschiedete, ging es mit meinem Wohlbefinden wieder rapide bergab. Bei einem Sporttherapeuten konnte ich nicht einmal ein Belastungs-EKG beenden, weil ich mittendrin wieder einen Zusammenbruch erlitt.
Bei den Erklärungen des Therapeuten fiel mir auf Anhieb wieder mein Internist Dr. Brennberger ein, von dem ich mich abgewandt hatte. – Merkwürdig.

Die Aussagen kamen mir so bekannt vor:
„Das ist kein Problem mit dem Kopf, es handelt sich um ein Wirbelsäulenproblem, das kann ich Ihnen garantieren. Aber wenn Sie wollen, können Sie ja ein CT machen.“

Natürlich glaubte ich damals dem Sporttherapeuten. Also verzichtete ich auf das CT. Ganz ehrlich gesagt, fühlte ich mich über die Aussage dieses Arztes ja aus verständlichen Gründen sehr erleichtert.
Jede positive Meinung verdrängt die Ungewissheit. Außerdem schien mir die Erklärung logisch. Ich hatte tatsächlich schon länger unter Wirbelsäulenproblemen gelitten.
Was hatte ich also nun? Eine beruhigende Diagnose, die alles auf die Wirbelsäule abwälzte. Das war nicht aussichtslos und das sollte sich auch reparieren lassen, hoffte ich.

Doch da begannen von einer anderen, für mich völlig unerwarteten Seite die Probleme auf mich hereinzustürzen.

*

Petra konnte mit der Situation nicht wirklich umgehen. Sie spürte es und bekam auch immer öfter mit, dass etwas mit mir nicht stimmte. Mit jedem meiner nun immer öfter auftretenden Anfälle stieg ihre Verunsicherung und ihr Nervenkostüm war gereizt.
Sie war immer schon übersinnlichen Dingen gegenüber aufgeschlossen und wandte sich daher an eine Wahrsagerin. Diese sagte zu Petra, dass ich sehr krank sei und dass der „Tod bei mir anklopfe". Petra beschloss eine Gegenprobe und schickte auch noch ihre Schwester zur Wahrsagerin. Die Prophezeiung war gleichlautend. Die beiden konnten es nicht fassen. Petra fraß all diese Dinge in sich hinein, verschloss sich wie eine Auster, redete mit niemandem, ließ keinen heran – auch mich nicht. Natürlich sagte sie mir auch nichts von ihrem Besuch bei der Wahrsagerin. Klar, dass sie mir auch deren Prophezeiung verschwieg.

An einem Freitag Abend, es war der 29. April 2000, brach dann alles aus Petra heraus. Sie sagte mir, dass sie sich von mir trennen werde und kündigte an, zu ihrer Mutter nach Hause ziehen zu wollen.
„Ich halte deine ständigen Anfälle und die gesamte Situation einfach nicht mehr aus."
Diese Begründung traf mich wie ein Keulenschlag. Es war ihr zuviel geworden. Fassungslos begann ich zu heulen.

Ich konnte mich nicht erinnern, wann ich zuletzt geheult hatte. Jetzt konnte ich mich nicht mehr halten. Dann ging ich aus. Besser gesagt, ich ging aus, um mich zu betrinken und so versank ich an diesem Tag im Alkohol.
Das schien mir gut zu tun, zumindest hatte ich den Eindruck, dass es mir besser ging. Unter Alkoholeinfluss war mir mein Zustand mehr und mehr egal. Also trank ich auch am nächsten Abend ein paar Gläser über den Durst. Meine Schwindelanfälle bekam ich unter Alkoholeinfluss nicht mehr so drastisch mit, ich verdrängte sie einfach.
Am nächsten Tag war der 1. Mai. Calvin kam am Vormittag zu mir ans Bett.
„Papa, wir ziehen heute zur Oma!"
„Heute schon?"
„Ja. Ich bin traurig, warum ziehen wir zur Oma?"
„Mama will es so."
So schnell hatte Petra ihre Ankündigung vom Freitag also wahr gemacht. Das muss ja gut geplant gewesen sein.
„Haben wir nicht ausgemacht, dass ich nicht zu Hause sein will, wenn du mit Calvin gehst?"
Sie antwortete mir nicht mehr, nahm den Buben und ging einfach.

Es brach mir das Herz. Ich war nun alleine in der Wohnung, und die Stille fraß sich in mich hinein. Ich hörte Calvin nicht herumtollen und vergnügt schreien. Da war keine Petra, die ihn zurechtwies, wenn er es wieder zu bunt trieb.

Es war nur noch still und ich war mit mir alleine.

Mit Tränen in den Augen irrte ich mit dem Auto durch die Gegend. Nach einigen leeren Kilometern beschloss ich, zur Mostkost nach Axberg zu fahren, um auf andere Gedanken zu kommen.
Dort konnte ich nicht aus dem Auto steigen. Wieder hatte ich einen Schwindelanfall. „Ab nach Hause", hämmerte ich mir ein, aber ich konnte eigentlich nicht einmal mehr richtig am Lenkrad drehen. Alles ging so schwer, eine Welle nach der anderen durchlief mich. Es kam mir vor, als kippte ich mit dem Auto um. Nach einer Stunde kam ich schweißgebadet daheim an. Eine Stunde hatte ich für eine Strecke gebraucht, für die man normalerweise 20 Minuten benötigt.

Ich muss überdies wie ein Betrunkener gefahren sein und auch so ausgesehen haben. Denn als mich meine Nachbarin aus dem Auto steigen sah und mein Schwanken bemerkte, dachte sie, einen Betrunkenen vor sich zu haben und sie riet mir, mich sofort ins Bett zu legen.

Das tat ich dann auch und am Abend ging es mir schon wieder etwas besser. Doch das alles erschien

mir nur oberflächlich. Mir tat vielmehr weh, dass Petra und Calvin an diesem Vormittag zu Oma gezogen waren. Ich fühlte mich leer und hinterfragte erstmals meine Daseinsberechtigung. Ich dachte, mein Leben würde zu Ende gehen.
Am meisten schmerzte mich jedoch, dass Petra offenbar schon alles ganz genau geplant hatte. Sie hatte genau eingeteilt, wer was wann und wie viel bekommt. Sie hatte mir das gesagt. Sie hatte nur vergessen zu sagen: „Nach deinem Tod.“

Daran hatte ich schwer zu knabbern. Immer wieder fiel mir ein, was wir uns einmal versprochen hatten. Nichts von alledem sollte nun Wahrheit werden; ich war in die Ecke gedrängt und da war keiner mehr. – Ich sah zumindest niemanden.

Eine Woche später war ein Familienfest angesetzt. Es war ein schöner Tag im Mai, und meine Oma hatte erstmals in dieser Saison den Griller angeheizt. Ich hatte Calvin bei Petra abgeholt und war mit ihm zu Omas Gartenparty gefahren. Wir spielten im Garten mit dem Wasserschlauch. Als er mich anspritzte, drehte ich mich schnell um und verlor wieder einmal das Gleichgewicht. Darauf streikten meine Beine und ich lag im Gras. Aufstehen konnte ich beim besten Willen nicht.
„Calvin, schnell, lauf zu Oma“, bat ich ihn, Hilfe zu holen.

„Oma, der Papa ist umgefallen!“, rief Calvin, und meine Mutter kam zusammen mit meinen beiden Brüdern Wolfgang und Heinz zu mir. Auch meine Schwester „Meki“ kam angelaufen. Sie brachten mich zusammen in den Schatten und deckten mich dort zu. Ich war bleich im Gesicht. Erst nach zwei Stunden hatte ich mich wieder halbwegs erholt und ich brachte Calvin wieder zu Petra.

„Wie siehst denn du aus?“ – An ihrem Tonfall erkannte ich, dass das eigentlich keine Frage, sondern eine Feststellung war, die im Nachhinein ihren Auszug von unserem Zuhause rechtfertigen sollte. Jetzt fehlte nur noch, dass sie sagte: „Ich hab’s ja gewusst. Gut dass ich mit Calvin gegangen bin.“
Was mich so ärgerte, war ihr Tonfall. Er klang so herablassend, als wäre ich betrunken heimgekommen. Ich erzählte ihr, dass es mich schon wieder erwischt hatte und dass ich sofort heimgehen wolle, um mich hinzulegen. Es schien ihr nur recht zu sein, dass ich schon wieder weg wollte. Von Sorgen, die sie sich über mich machte, war nichts zu spüren.

Am Heimweg war ich traurig, weil ich diesen Tag nicht Calvin widmen konnte. Wir hatten uns vorher so darauf gefreut.

*

Als Dr. Wiesner-Zechmeister aus dem Urlaub zurück war, fuhr ich sofort zu ihm nach Ried im Innkreis. Ich sagte ihm, dass es so nicht mehr weitergehen konnte. Ich war ja schon total fertig. Diese Ungewissheit nagte in mir, irgend etwas stimmte nicht mit mir. Meiner Arbeit konnte ich zu diesem Zeitpunkt nur noch unter dem Einfluss schwerer Tabletten nachkommen. Wenn ich mich im Büro nur ganz einfach umdrehen wollte, musste ich dies ganz langsam tun, sonst kippte ich sofort um. Ich hatte mir inzwischen schon gewisse Bewegungen beigebracht, die meinen schlechten Zustand kaschierten.

Ich arbeitete sehr viel. An die sechzig Stunden pro Woche kamen gut und gerne zusammen. Nebenbei hatte ich auch noch Termine als Foto-Model und sollte dabei natürlich gut aussehen. Auch hier musste ich auf meine Bewegungen genau aufpassen. Schnelle Schwenks hätte ich nicht durchgestanden, da wäre ich unweigerlich zu Boden gegangen.

Es war schwer, aber ich schaffte das.

Dr. Wiesner-Zechmeister ordnete jedenfalls eine Blutuntersuchung an. Er versuchte, es mir einfach zu erklären:
„Möglicherweise sind irgendwelche Bakterien ins Gehirn geraten."
„Ist denn das überhaupt möglich?"

„Doch, doch! Und dann machen Sie auch noch eine Kernspintomographie."

Am Donnerstag, den 23. Mai lag der Befund über die Bakterien vor und sie schieden als Ursache für meine Anfälle aus. Also musste die Kernspintomographie Aufschlüsse bringen.
Am selben Tag fuhr ich vom Büro um 10 Uhr weg in Richtung Linz. Am Weg zum Röntgeninstitut spürte ich die angenehm frühsommerlichen Temperaturen.

Was war bloß los mit mir?
Plötzlich achtete ich auf blühende Bäume und warme Sonnenstrahlen. Ich genoss den Tag viel bewusster. Das war aber doch nicht der Jürgen Müller, der ich einmal war. Der Erfolgstyp, der in allem was er anpackte, ziemlich erfolgreich war. Der dabei nie auf blühende Bäume oder ähnliches geachtet hatte. Ich hatte gar keine Zeit, einmal einen bewussten Blick in die Runde zu werfen, stand mitten im Leben, war erfolgreich und ein relativ hohes Tempo bestimmte meinen Tagesablauf.

Kurz vor 11 Uhr kam ich beim Röntgeninstitut an. Bis jetzt war bei allen Untersuchungen nie etwas herausgekommen, also dachte ich mir auch diesmal nicht viel dabei, als ich das Röntgeninstitut betrat.

„Wollen Sie nach der Untersuchung mit einem Arzt sprechen?"
„Na klar. So schlimm wird es schon nicht werden."

Zwei Stunden später war ich jedoch eines Besseren belehrt. Der Arzt hatte mir auf dem Röntgenbild ein daumengroßes Gewächs gezeigt.
„Sie haben einen Tumor, Herr Müller. Leider sitzt er an der denkbar schlechtesten Stelle, mitten im Kleinhirn."

Das saß. Ja, es traf mich geradezu völlig überraschend. Ich rang nach Worten und wusste in diesem Moment nicht, was ich denken sollte. Ein Spielfilm lief in Sekundenbruchteilen in meinem Kopf ab. Calvin, Petra, der Sport, ein OP-Tisch …
Meine Gedanken waren nicht zu ordnen. Ich weiß auch nicht mehr, wie ich die Gespräche mit dem Röntgenarzt beendet habe und gegangen bin. In mir herrschte nur noch ein unbeschreibliches Chaos.

Ich wurde ziemlich kleinlaut und merkte das beim ersten Telefonat.
Ich musste unbedingt mit jemandem reden. Als ersten Gesprächspartner wählte ich Dr. Zechmeister in Ried. Er erklärte oder besser gesagt übersetzte mir aus dem fachärztlichen Latein, dass es sich um einen Gehirntumor handle. Seine Besonnenheit tat mir gut und linderte ein wenig meine Aufregung.

Wir vereinbarten für den nächsten Tag einen Termin, an dem er mir alles genau schildern wollte und wir die nächsten Schritte abstecken würden. So richtig realisiert hatte ich freilich nicht, was mir da soeben mitgeteilt worden war.
Dr. Wiesner-Zechmeister hatte erkannt, was mir fehlte, das war mir wichtig.
Mir wurde bewusst, wie wichtig mir seine Erkenntnisse waren. Es lag ja wohl auf der Hand, was mir blühen sollte, wenn ich weiterhin von einem Arzt zum anderen geschickt worden wäre. Bei Dr. Zechmeister wusste ich mich endlich in guten Händen.

Es galt nun, schnell zu handeln.

Wie in Trance fuhr ich von Linz nach Wels zurück. Zuerst schaute ich bei Petra vorbei, um ihr zu erzählen, was passiert war. Sie schien die Tragweite dieser Mitteilung kaum zu begreifen. Da ging es ihr wie mir ein paar Stunden zuvor beim Röntgenarzt.
Petra entsprach meiner Bitte, mich am nächsten Tag zu Dr. Wiesner-Zechmeister zu begleiten. Es galt, die nächsten Schritte abzustecken. Petra musste doch darüber informiert sein. Es war wichtig für uns beide, und es betraf schließlich auch Calvin, was mit mir war und was auf uns zukommen sollte.

Später fuhr ich dann zu meiner Mutter. Mein Bruder Wolfgang und seine Freundin Christa waren auch auf

einen Sprung vorbeigekommen. Das Thema betraf mich und die Familie hielt zusammen. Das tat mir gut.
Wir unterhielten uns über die neue Situation und hatten uns sehr gut unter Kontrolle. Nur Mama war sehr betroffen. Sie weinte und machte sich um mich Sorgen.
„Du wirst sehen, dass alles gut ausgehen wird“, sagte ich an diesem Abend beim Abschied zu ihr und ertappte mich dabei, dass ich erstmals Optimismus entwickelte.

Dann fuhr ich wieder in meine trostlos leere Wohnung, schlief aber bemerkenswert gut. Es war wohl die Klarheit über meinen Zustand, die mich ruhiger schlafen ließ.

*

Am Freitag begleitete mich Petra nach Ried im Innkreis. Es war erneut ein schöner Tag. Aber obwohl die Sonne schien, war es für mich ein grauer, wenn nicht sogar schwarzer Tag – soviel stand fest.
Petra saß neben mir, sprach aber nicht viel. Es schien sie etwas zu beschäftigen. Aber ich wollte nicht darauf eingehen, da ich meine eigenen Sorgen hatte. Wir führen über die Innkreisautobahn und standen knapp dreißig Minuten später vor der Praxis meines Sportarztes.

Dr. Wiesner-Zechmeister zeigte uns beiden genau, wo der Tumor saß. „Mitten im Kleinhirn steckt er, wir müssen sofort etwas unternehmen. Gehen Sie zur Operation nach Wien, Linz, Salzburg oder Graz?"
„Was schlagen denn Sie vor?"
„Ich würde an Ihrer Stelle Graz bevorzugen", meinte mein Doktor.
Ich folgte seiner Meinung blind.
Als Dr. Zechmeister zum Telefon griff, um mit Graz alles klar zu machen, gingen Petra und ich kurz auf einen Kaffee. Dort wurde mir plötzlich bewusst, was ich da soeben erfahren hatte und was mir bevorstand. Ich brach in Tränen aus. Jetzt hatte ich begriffen, dass es um mein Leben ging.

Anschließend erklärte uns Dr. Wiesner-Zechmeister noch die weitere Vorgangsweise und wie genau der Eingriff vor sich gehen würde. Mit Graz war alles

abgeklärt. Ich sollte mich am Dienstag, 28. Mai 2000 um neun Uhr in der Uni-Klinik bei Dr. Lebisch melden.
Der Doktor hatte bemerkt, dass all dies nun auf mich hereinstürzte und ich bei jedem Wort zusammenzuckte. Er schickte mich kurz durch den Hintereingang ins Freie. Ich brauchte Luft zum Atmen. In mir drehte sich alles, die Schläfen hämmerten und ich konnte keinen klaren Gedanken mehr fassen.

Petra war währenddessen bei Dr. Wiesner-Zechmeister geblieben.
„Sie müssen jetzt sehr tapfer sein, es kommt auf euch beide eine schwere Zeit zu."
Nach diesen Worten ließ er auch Petra in den Garten. Dort fielen wir uns beide in die Arme und weinten bitterlich.

Danach unterhielten wir uns über alles, was uns künftig erwarten sollte. Ich war nun wieder zuversichtlich, dass wir dies gemeinsam doch durchstehen könnten. Petra würde mir eine wichtige Stütze sein.

Sie eröffnete noch in Ried den Dialog zum Thema.
„Ich habe dir schon die ganze Zeit gesagt, du sollst auf die Bank gehen, Jürgen."
Dazu wollte ich nichts sagen, doch sie blieb weiter beharrlich, und was nun folgte, war nicht angenehm für mich.

„Was ist, wenn dir was passiert? Wie soll ich die Eigentumswohnung bezahlen?“
„Sind das all deine Sorgen? Es geht dir anscheinend nur um die Eigentumswohnung. Bin ich denn schon tot für dich?“
Sie hatte für meine Begriffe meinen Tod bereits vorweggenommen.

Wir fuhren zurück nach Wels. Was wir auf dieser Fahrt besprachen, drehte sich nicht um mich, sondern um Petras künftiges Leben ohne mich. Es ging ihr nicht um meine Operation oder um die Behandlung und Therapie. Schon gar nicht ging es ihr darum, mir eine Stütze zu sein.

Für Petra drehte sich alles um die Bank, um die Wohnung und darum, für sich und Calvin alles zu regeln – so, als wäre ich bereits aus diesem Leben abgetreten. Ich glaubte mich im Moment bei meiner eigenen Nachlassverhandlung.

Da es mir zu bunt wurde, ich aber kein Öl ins Feuer gießen wollte, versuchte ich zu beschwichtigen.
„Mach dir keine Sorgen Petra. Wenn ich den Eingriff nicht überlebe, kannst du ja die Wohnung verkaufen. Außerdem ist da ja auch noch meine Lebensversicherung.“
Sie antwortete darauf nicht, fing nur an zu weinen und verschloss sich mir gegenüber wieder.

Die letzten Kilometer nach Wels sprachen wir kaum mehr. Wir hatten uns nichts mehr zu sagen.

Ich fühlte mich verraten, einsam, alleine und am Boden zerstört. Dabei hatte uns doch soeben der Arzt gesagt, ich würde meine ganze Kraft aufbringen müssen, um einen anderen Kampf zu führen. Den Kampf gegen den Krebs.

*

In Wels fuhr ich zu meiner Bank, sprach mit meiner Beraterin und erzählte ihr den Grund meines Besuches; ich erklärte ihr die Bedenken meiner Frau und was mich in Graz erwarten sollte. Sie war sehr nett und verständnisvoll, als ich ihr die Tragweite der Situation erklärte.

„Machen Sie sich keine Gedanken. Denken Sie jetzt an sich selbst. Das ist derzeit viel wichtiger. Und wegen Ihres Kredites, das wird schon alles bezahlt."

Die Lebensversicherung hatte als Trumpfkarte in diesem Gespräch gewirkt. Die charmante Dame von der Bank hatte das alles aber so positiv vermittelt, dass es mir nach den soeben im Auto gemachten Erfahrungen gut tat.

Ich ertappte mich, dass ich diese Bankbeamtin mit Petra verglich.

Diese Beraterin stand mir persönlich nicht nahe, von ihr ging aber eine Herzlichkeit aus, die ich nach der Autofahrt mit Petra genoss. Warum war Petra nicht so? Meine Frau!

Dann rief mich an diesem Nachmittag meine Mutter an. Auch sie war bei einer Wahrsagerin gewesen, nachdem es mir damals im Garten so schlecht gegangen war. Sie hatte es mir ebenfalls verschwiegen, bat mich dafür aber jetzt, doch selbst diese Wahrsagerin zu besuchen. Ich ließ mich dazu überreden. Es wurde mir prophezeit, dass alles gut ausgehen würde. Doch eigentlich hatte diese Wahrsagerin einen für mich wesentlich wichtigeren Tipp: Sie erzählte mir von einem Tibeter, den ich vor der Operation aufsuchen solle.

Um Mama zu beruhigen, aber um auch selbst auf andere Gedanken zu kommen, fand ich die Idee nicht schlecht. Noch am selben Nachmittag, nach meinem Besuch bei der Wahrsagerin, ging ich zu diesem Tibeter. Ich muss eingestehen, dass mir diese Gespräche vom ersten Wort an halfen.
Er sagte mir Dinge, die ich bis zu diesem Zeitpunkt nicht verstanden hatte, die mir aber vor allem auch später eine große Hilfe sein sollten.
Ich dachte noch oft an den Tibeter. Als ich im Krankenbett Zeit hatte über mein Leben nachzudenken, halfen mir seine Betrachtungsweisen, viele Dinge in meinem Leben anders zu sehen und zu beurteilen.

So sagte er mir, ich hätte zwei Möglichkeiten. Ich könne Eigenverantwortung für mein Leben übernehmen oder die Verantwortung den Ärzten überlassen und mich gehen lassen. Er meinte, besser würde sein, mein Leben selbst in die Hand zu nehmen. Er könne mir nicht direkt helfen, aber er könne mir den Weg zeigen, mir selbst zu helfen.

Er sollte Recht behalten. Noch heute fallen mir diese Weisheiten immer wieder ein. Egal, wofür ich mich in meinem Leben entscheide, die Verantwortung

muss ich selber tragen. Ob Gesundheit, Beruf oder Privatleben, ich muss meine Entscheidungen leben und darf nicht daran zweifeln.
Im Vorfeld weiß ich nie, ob es eine richtige Entscheidung war. Was ich aber weiß ist, dass ich hundertprozentig hinter meiner Entscheidung stehe und damit ist die Chance auf eine erfolgreiche Umsetzung bereits vorgegeben. Wenn ich ständig daran zweifelte, würde ich scheitern. All dies war und ist für mich ein wesentlicher Schritt zum positiven Denken.

Noch heute denke ich oft an die Worte des Tibeters. Es fallen mir die Übersetzungen ein, die ich in seine Ratschläge und Weisheiten interpretiert habe, wenn ich im Krankenzimmer lag. – Und es wurden ganz private Weisheiten daraus.

Mit Hilfe der Ratschläge des Tibeters stellte ich mir Fragen und versuchte, mir positive Antworten zu geben.

Warum greift nur jede fünfte Chemotherapie?
Weil viele sich einreden, dass es die Medizin schon richten wird. Und weil sie selbst dazu nichts beitragen und mit dem Kopf nicht konzentriert dabei sind ...

Was ist in meinem Zustand wichtig?

Es ist wichtig, dass ich mich dafür entscheide, selbst etwas zur Heilung beizutragen. Die Ärzte zeigen mir den Weg, aber gehen muss diesen Weg ich selbst, nur ich, und ich ganz alleine. Von dieser inneren Einstellung hängt mein Heilungsprozess ab.

Was bekomme ich denn in meinem Leben geschenkt?

Nichts! Außer meinem Leben.

Alles andere muss ich mir selbst erarbeiten.

Warum fallen andere auf die Butterseite?

Es gibt keinen, der auf die Butterseite des Lebens fällt.

Das ist nur eine Ausrede für die eigene Bequemlichkeit.

Dieser lange Tag mit dem vormittägigen Besuch bei Dr. Wiesner-Zechmeister in Ried, dem ernüchternden Erlebnis mit Petra, dem Besuch bei der Bank, bei der Wahrsagerin und beim Tibeter – all dies summierte sich für mich zum entscheidenden und einschneidenden Erlebnis für alles, was war und was noch kommen sollte.

*

Am Samstag vor meiner Operation hatte ich viel zu tun. Ich freute mich auf ein Treffen mit meinem Chef Dieter und seiner zukünftigen Frau Nicole.
Mit ihnen sprach ich auch über meine bevorstehende Operation.
Ich versuchte mich mit einem Schuss Galgenhumor: „Wenn ihr in drei Wochen heiratet, werde ich dabei sein!“ – „Glaubst du, dass sich das schon ausgeht?“ – „Klar, ich lass mir das Ding herausnehmen und dann komme ich wieder.“ – „Du musst mir versprechen, auf meiner Hochzeit mit mir zu tanzen.“ – „Aber sicher, Nicole“, versprach ich.

Im Büro sprach in dann noch ausführlich und unter vier Augen mit Dieter. Er fragte mich, ob ich Hilfe oder Geld brauchen würde. Ich nahm dankend an, denn ich ahnte schon die finanziellen Belastungen, die auf mich zukommen würden.

Dieter und Nicole, kam es mir in den Sinn, das sind zwei wirkliche Freunde.

Der Rest des Wochenendes verging wie im Flug. Es gab noch so viel zu erledigen. Ich war seltsam aufgekratzt und ortete bei mir eine Art humorvollen Optimismus, mit dem ich andere beeindrucken wollte. Ich hatte das, was auf mich am 28. Mai zukommen sollte eher verharmlost oder phasenweise überhaupt verdrängt.

Meinen Äußerungen zufolge stand mir wohl eher eine Blinddarm- oder Mandeloperation bevor, so hatte es zumindest den Anschein, wenn man mir zuhörte. Doch das war alles nur Makulatur. Diesen Ausdruck empfand ich für mich sehr treffend. Ich hatte mir genau so eine Fassade aufgebaut.

Am Montag fuhr ich am Vormittag zum regionalen Stadtfernsehsender WT 1 ins Büro, um mich von allen Kolleginnen und Kollegen zu verabschieden. Gegen Mittag hatten sie für mich im Redaktionsraum ein Abschiedsfest organisiert. Es gab belegte Brötchen und Sekt und alle waren da.
Dann bekam ich einen Riesenteddy mit Kopfverband, über den ich mich riesig freute. Er sollte mir symbolisieren, nicht allein mit meinem bald schon offenen Kopf zu sein.
Als ich mich verabschiedete, kullerten nicht nur den Mädels die Tränen runter, auch ich konnte das Flennen kaum zurück halten.

Am Abend fuhr ich auch noch zu meinen Sportlerkollegen. Wir vereinbarten einen „Deal". Wenn die Burschen nicht aus der Bezirksliga absteigen, würde ich im Herbst wieder mit ihnen im Team spielen.
Da war es wieder, mein Verharmlosen der Operation, mein Blinddarm-Gerede. Aber es tat nicht weh – im Gegenteil – es verströmte Optimismus, der ja ansteckend sein soll. Das hatte ich irgendwann einmal

wo aufgeschnappt. Keinem meiner Sportfreunde kam es in den Sinn, mich zu fragen, ob ich überhaupt jemals wieder spielen würde. Jeder wusste es, dass es wohl nie wieder so sein würde. Aber alle redeten wir nur von meinem Comeback im Herbst. Es war sehr gut gemeint, mir ein Ziel zu geben.

Als es Zeit war, mich von den Sportfreunden zu trennen, wich gute Laune einer seltsamen, aber ehrlichen Traurigkeit. Traurigkeit unter Männern ist etwas ganz Besonderes. Man klopft sich lautlos auf die Schultern, der Trainer gibt dir den gewohnten Klaps auf den Hintern, als gingst du jetzt ins Spiel. Man macht auf coolen Optimismus. Aber wenn man genau in die Augen schaut, dann sieht man doch die Trauer.

„Also dann, Burschen, ich beobachte euch genau!“, behielt ich mir das letzte Wort vor.
Plötzlich war ich wieder ganz alleine. Im Auto kam mir das zu Bewusstsein.
Noch dazu hatte sich Petra nicht bereit erklärt, mit Calvin die Nacht vor der Abfahrt zur Uni-Klinik nach Graz bei mir zu verbringen.
Diese letzte Nacht in meiner leeren Wohnung wollte ich mir aber ersparen. Mein Bruder Wolfgang nahm mich bei sich auf. Wir redeten aber nicht mehr viel vor dem Schlafengehen. Zu viele Dinge gingen mir durch den Kopf.

Im dunklen Zimmer dachte ich an Calvin und auch an Petra. Die vergangenen Monate, Tage und Wochen liefen wie ein Film ab. Ich dachte an so vieles und fühlte eine Spannung, die mich nicht einschlafen ließ. Wenn mir vor einem Dreivierteljahr jemand gesagt hätte, dass ich … Ich lag lange wach und wollte eigentlich nicht, dass es draußen hell wird. Ich dachte in dieser Nacht oder an diesem Morgen irgendwann auch an den lieben Gott und analysierte mich plötzlich selbst. Gott? Dazu hatte ich stets meine eigenen moderaten Ansichten. Gottesfürchtig war ich nie. Hat *ER* mir dieses Schicksal „aufgebrummt“?

> *Heute denke ich, dass es so war. Ich glaube, Gott wollte, dass ich eine andere Lebenseinstellung bekomme. – Offenbar liegt es an mir, noch viele „wichtige Dinge“ zu erledigen.*

Der Morgen kam unaufhaltsam schnell und wir verloren keine großen Worte. Ich hatte den Eindruck, meine beiden Gastgeber nahmen Rücksicht auf mich.

Es war wirklich nett von Wolfgang und Christa, mich nach Graz zu bringen. Eigentlich empfand ich das als eine Art Begleitung. Und doch war da ein großer Unterschied: Vor ihnen lag eine Fahrt nach Graz und zurück nach Wels, vor mir aber lag eine Reise, deren Ende ich nicht abschätzen konnte und deren Ende wohl nur der liebe Gott kannte.

II

Als ich von heute auf morgen nicht mehr gehen konnte

Der Kalender in Wolfgangs Vorzimmer zeigte den 28. Mai 2000. Ein Dienstag. Es war fünf Uhr früh, als wir uns auf den Weg machten und zum Auto gingen. Alles geschah wortlos. Wolfgang und Christa schienen sich Gedanken zu machen. Ich widmete meine ganze Aufmerksamkeit dem großen Teddy mit dem Kopfverband, den mir am Vortag die Kollegen geschenkt hatten. Er musste als mein Talisman mit.

Besonders viel reden konnte und wollte ich zu diesem Zeitpunkt ohnehin nicht. Ich hatte den berühmten Knödel im Hals – und ich glaube, allen anderen erging es genau so. Nur meinem Teddy nicht. Wenn es auch so aussah, als hätte ich ihn getragen, so bin ich mir sicher, dass ich mich eigentlich an ihm festgehalten habe.

Es war schon hell als wir Wels hinter uns ließen und auf der Pyhrn-Autobahn in Richtung Graz fuhren. Wir sprachen anfangs nicht recht viel. Christa versuchte dann einen aufmunternden Small Talk, in den Wolfgang sofort einschwenkte. Ich hatte aber keine allzu große Lust, mich zu unterhalten. So schwiegen wir wieder und ich betrachtete die Landschaft, die am Seitenfenster vorbeizog. Ich versuchte, durch diese Landschaft hindurch in die Zukunft zu blicken, doch das wollte mir nicht recht gelingen.

Dann fielen mir wieder meine Lieben in Wels ein. Mein Sohn Calvin, Mutter, die Kollegen, auch Petra kam mir in den Sinn. Die Fahrt verging jedenfalls für meine Begriffe viel zu schnell.

Um halb neun tauchte die Uni-Klinik Graz vor uns auf. Das sollte also für die nächsten Wochen mein Domizil sein. Meine Gedanken wurden schneller, sie rasten. Komme ich hier überhaupt jemals wieder heraus? Auf diesen gedachten und heimlichen Angstzustand meldete sich verbal mein Optimismus und ich musste fast lächeln. „Ich gehe hier rein und gehe hier auch wieder raus, das ist mein Ziel", hörte ich mich sagen. Dabei klammerte ich mich an meinen Riesen-Teddy. So sicher war ich mir der Sache nämlich ganz und gar nicht.

Noch hatte Turban-Teddy keinen Namen. Wir hatten zuerst spontan an den Namen Dennis gedacht und dieser Name würde es wohl auch werden. Dennis und ich fielen im ganzen Krankenhaus-Foyer auf, wo an diesem frühen Vormittag sehr viel los war. Es bewegten sich mehr Menschen hinein als hinaus. Das bedeutete in jedem Falle Wartezeit.

Teddy Dennis und ich zählten leider zu jenen, die kamen, doch während der Teddy immerzu lächelte, war ich darüber traurig.

Als ich mich bei der Aufnahme meldete und fragte, ob ich gleich auf das Zimmer gehen solle, stoppte das zuständige Fräulein meinen Tatendrang: „Heute werden Sie nicht aufgenommen.“
„Wie bitte? Ich komme aus Wels angefahren – und Sie teilen mir mit, dass ich nicht aufgenommen werde?“
Sie meinte es aber durchaus ernst.
„Wie stellen Sie sich das vor, ich soll so schnell wie möglich operiert werden?“ – „Auch die anderen Patienten müssen so schnell wie möglich operiert werden“, kam es zurück.
Ich wurde also vertröstet, sollte mir ein Hotelzimmer nehmen oder noch besser wieder nach Hause fahren. Wenn ein Bett frei würde, wollte man mich anrufen. Ich sei ja vorgemerkt.
Ich kam mir plötzlich vor wie am Last-Minute-Schalter in einem Flughafen.

Gleich darauf rief ich meine Mutter an. Sie war in diesem Moment mein Ass im Ärmel. Mutter wiederum setzte alle Hoffnungen auf Robert, einen Verwandten in Wiener Neustadt, von Beruf Kinderarzt und Krebsforscher. Er hatte mit dem Oberarzt der OP-Station in Graz studiert. Beide kannten sich außerdem von gemeinsamen Arbeiten in der Krebsforschung. All das hatte meine Mutter im Hintergrund längst mit Robert besprochen. Ich wusste anfangs nichts davon. Robert anzurufen war Mamas Idee. Und obwohl mein Kontakt zu ihm nie so intensiv gewesen war, begann der Draht nach meiner Diagnose auf Initiative von Mama zu glühen – und ich fühlte mich nicht besonders wohl dabei. Wir hatten ja bisher nie recht viele Kontakte gehabt. Andererseits klammerte mich jetzt daran.

Meine Mutter rief von daheim in Wels bei Robert in Wiener Neustadt an, während ich in Graz zur Aufnahme ging und ankündigte, dass in meinem Fall ein Anruf aus Wiener Neustadt oder Wien kommen werde. – Jetzt rotierte die Familie Müller.

Christa, Wolfgang, Teddy und ich setzten uns in die Halle, dann suchte mein Bruder die Cafeteria und brachte zwei Kaffee im Becher. Ich wagte es nicht, einen zu trinken, weil ich nicht wusste, ob es zu Untersuchungen käme, vorausgesetzt, dass ich überhaupt ein Bett erhielt.

Aber „Mother's Connection" funktionierte. Denn kaum eine Stunde später hatte ich mein Bett in der Uni-Klinik Graz. Typisch Österreich, dachte ich bei mir, als mich mein Bruder und seine Freundin zum Untersuchungszimmer begleiteteten. Ich fragte mich,

was wohl ohne dieses berühmte „Vitamin B“ – wie Beziehung – gewesen wäre.
Dann verabschiedeten wir uns und zerdrückten alle ein paar Tränen. Da war auch wieder viel Optimismus im Spiel: „Wir sehen uns bald wieder. Du bist bald wieder ganz der Alte!“, hörte ich Wolfgang sagen, während mich Christa an sich drückte.

Aber mit meinen Gedanken war ich doch schon ganz woanders. Dann sah ich ihnen nach, als sie den Gang hinunter zum Lift gingen und sich noch einmal winkend umdrehten.

*

„Es ist höchste Zeit, zu operieren", bestätigte mir schon wenig später Dr. Lebisch bei der Untersuchung. „Ich kann mir einfach nicht erklären, warum mit der CT-Untersuchung so lange gewartet wurde, das macht man doch heute wegen jeder Kleinigkeit", konnte der Arzt vor allem die Haltung des Welser Internisten nicht fassen. „Gerade Schwindelanfälle und Zusammenbrüche sind die ersten Anzeichen, dass im Kopf etwas nicht in Ordnung ist", ergänzte Dr. Lebisch noch.

Ich dachte kurz an Petra und wie wir ohne jede Illusion von Dr. B. in Wels weggegangen waren.
Mir fielen wieder seine Worte ein, als er meinte: „Da muss schon etwas mehr vorliegen als Schwindel und Zusammenbrechen. So eine Kernspintomographie ist teuer!"

„Sie können froh sein, einen Arzt wie Dr. Wiesner-Zechmeister zu haben", holte mich Dr. Lebisch wieder in die Gegenwart zurück.
„Wann werde ich denn operiert? Ich habe mich sogar schon darauf vorbereitet."
Dr. Lebisch lachte. „Meinen Sie etwa Ihre Stoppelglatze?"
„Klar. Lachen Sie etwa deshalb?"
„Das wird heute nicht mehr so gemacht. Wir schneiden Ihnen keine Glatze mehr, es wird nur ein kleiner Streifen rasiert – genau dort, wo man operiert."

„Dann trage ich meine Frisur wenigstens nach dem letzten Schrei."
Über diese Meldung von mir mussten wir beide lachen. Der Sager mit dem „letzten Schrei", im Zusammenhang mit meiner Tumor-Operation, war ja auch ein wenig makaber.

Dann kündigte mir Dr. Lebisch noch einige Untersuchungen an und legte sich fest: „Am Montag oder Dienstag werden wir operieren."

Nun zog ich richtig in mein Zimmer ein. Jeder lachte über meinen Teddy Dennis mit seinem Kopfverband. Die Zimmerkollegen fanden sich mit dem Teddy sofort auf einer Linie. Einige waren „Leidensgenossen", denn auch sie trugen Kopfverbände.
Ich richtete mich ein, kleidete mich um und war nun bereit für das, was da auf mich zukommen sollte. An der rechten Seite meines Bettes saß Dennis, links stand das Bild von Calvin, meinem großen Schatz, dem all meine Liebe gilt.

*

Die Woche bis zur Operation war für mich sehr lehrreich. Ich lernte Menschen mit Krankheiten kennen und sah, dass ich nicht alleine mit meinen Sorgen war. Ich bemühte mich um positive, um schöne Gedanken für meine Gesprächspartner und mich. Durch diese Einstellung hatten wir gute Gespräche und ich dachte eigentlich nie an den Tod.
Ich dachte an den Tibeter und an die Ziele, die ich mir stecken sollte. Ich dachte an den Weg, den nur ich gehen konnte.

Ich wollte unbedingt auf die Hochzeit meines Chefs mit seiner Nicole. Dann war da noch die geplante Modenschau für eine Brillenfirma. Diese Brillenmodelle musste schon ich als Model präsentieren, jemand anderer kam überhaupt nicht in Frage …
Diese Gedanken und Ziele verdrängten – Gott sei Dank – die Realität. Auch meine Ahnungslosigkeit half, die Realität zu verdrängen.

Optimismus, Ziele und auch Ahnungslosigkeit können drei wichtige Verbündete sein. Daher ist es nicht immer hilfreich, alles von vornherein zu hinterfragen.

Wer weiß, wie es um meinen Optimismus und um meine Ziele gestanden wäre, hätte ich über die Schwere der Operation an meinem Kleinhirn gewusst. Die Ahnungslosigkeit war wichtig. Und meine spätere Erkenntnis daraus war, dass es nicht immer so wichtig ist, ständig alles von vornherein zu hinterfragen.

Die Tage bis zur Operation vergingen mit Untersuchungen und vielen Gesprächen. Ich sammelte Erfahrungen durch die anderen Leidensgenossen. Ich konnte mittlerweile genau erkennen, wer positiv dachte, wer kämpfte, wer schimpfte und wer schon ans Aufgeben dachte. Ich stellte fest, dass jene die schimpfen oft auch kämpfen. Sie schimpfen sich nur das Magengeschwür weg.

Auch positive Erkenntnisse und Weisheiten gewann ich bei dem einen oder anderen Erfahrungsaustausch im Grazer Krankenhaus. Es waren Dinge, denen ich in meinem bisherigen sorglosen und erfolgreichen Leben kaum Bedeutung beigemessen hatte. In Graz speicherte ich sie in meinem Kopf und sie sollten sich öfter bestätigen.

Es gibt nichts Schlechtes, dem nicht auch was Gutes anhaftet – und umgekehrt. Einen treffenderen Spruch gibt es nicht, denn er bewahrheitet sich täglich.
Sorge beizeiten vor, dann hast du in der Not. Dieser alte Spargedanke ist auch auf Kranke anwendbar. In der Zeit, in der es einem gut geht, soll man für Fitness sorgen. Davon zehrt man im Krankheitsfall.

Ein paar Tage vor meiner Operation schaute ich noch eher gelassen auf den Kalender und zählte die Tage zum Tag X. Dagegen blickte ich am Vortag der Operation fortwährend auf die Uhr. Die Situation ähnelte der bei einem Fußballmatch. Läuft man einem Rückstand nach, um das Tor zu erzielen, dann verrinnt die Zeit geradezu, sie scheint schneller zu vergehen.
Das galt an diesem Montag auch für mich. Gerade vorhin hatte ich auf die Uhr gesehen, schon wieder war eine Stunde wie eine Minute verflogen.
Ich erinnerte mich an meine Zeit als Fußballprofi und nahm mir vor, dies oder jenes Brauchbare jetzt anzuwenden. Mentales Training etwa. Es sollte mir nicht schaden, mich mental auf mein „wichtigstes Spiel", die Operation, einzustellen.
Da fiel mir ein, dass ich es gar nicht gut fand, wenn damals der Trainer vor einem Match zu Mittag noch ein Schläfchen angeordnet hatte. Wie habe ich mich doch damals über diese und jene Anweisung aufgeregt? Im Vergleich zu heute waren das doch alles keine Probleme. Und sie waren wohl erst recht nicht mit jenen vergleichbar, die nach der Operation auf mich zukommen sollten. Wie banal war das doch damals alles. – *Was würde ich geben, hätte ich jetzt nur diese Sorgen?*

Am Dienstag um halb sieben Uhr in der Früh begann also mein „größtes Match". Die Taktik gab Dr. Lebisch vor. Weitere Akteure waren die Mitglieder des

OP-Teams. – Schiedsrichter war der liebe Gott. Und ich? Ich spielte zwar eine Hauptrolle, mir war aber Defensivtaktik per Narkose verordnet. Dr. Lebisch hatte allerdings wie ein Trainer gemeint: „Sie kommen nach der Operation erst richtig ins Spiel!"

Ich schwor mir, dass ich dann vollen Einsatz gehen würde.

Der Tag meiner Tumor-Operation begann um 5 Uhr früh. Die Schwester lächelte mich frühmorgens nett an und gab mir die „Wurschtigkeits-Tablette".
Dann brachten sie mich in den OP. Am Weg dorthin unterhielt sich noch jemand mit mir und sprach über meine guten Ergebnisse bei der Voruntersuchung. Ich hatte scheinbar überall die besten Werte und das waren auch schon die letzten Dinge, an die ich mich erinnern kann. Vielleicht war es hilfreich, dass ich so positiv gestimmt war.

Die Operation am Kleinhirn dauerte sechs Stunden. Sie begann mit einem 15 cm langen Schnitt vom Nacken hinauf bis zum Hinterkopf. Dann wurden einige Löcher gebohrt, danach sägte man den Knochen vom einen zum anderen Loch auf. Dann arbeiteten sich die Operateure zum Kleinhirn eines Profifußballers vor, was an sich schon ein Abenteuer sein muss. All dies geschah unter dem Mikroskop mit nur siebenfacher Vergrößerung. Dann wurde der Tumor entfernt. All dies stellte ich mir nach den sehr vereinfachten Berichten der Ärzte so vor. So ähnlich ist es wohl auch gewesen, nur eben um ein Vielfaches komplizierter.

Ich kam erst am nächsten Tag um 12 Uhr mittags zu mir, so richtig da war ich aber nicht.
Anfangs wusste ich nicht, wo ich mich befand. Es war, als schaltete ich nach und nach eine Art inneres Abtastsystem ein, das einen Check an mir vornahm. So realisierte ich mit Sorge, dass ich mich nicht bewegen konnte. Dann bemerkte ich, dass ich alles einigermaßen verschoben sah. Es war, als wären bei einem Auto die beiden Rückspiegel falsch eingestellt. Auf dem einen Auge sah sich die Schwester vor mir, mit dem anderen etwas weiter rechts oben.
So richtig in tiefer Sorge war ich deshalb aber noch nicht, denn ich vermutete die Gründe für die Bewegungslosigkeit und die Doppelbilder in der langen Narkose und klammerte mich daran, dass diese Symptome bald wieder zurückgehen sollten. Ähnliches hatte ich nach Fußballverletzungen ja gekannt. Derartige Nebenwirkung pendelten sich schnell wieder ein und waren bald wieder in Ordnung. Diesmal war es aber nicht so. Aber darauf sollte ich erst später kommen.

Eine Frauenstimme holte mich aus meinem Dämmerzustand.

„Wie geht's denn? Wollen Sie duschen?“, fragte mich die Schwester. – „Wie soll denn das gehen? Ich kann mich ja nicht bewegen, und sehen tu ich, als ob mir jemand meinen Scheinwerfer verbogen hätte. Alles ist verzogen und verschoben.“
„Nach dem Waschen werden Sie sich wie neugeboren fühlen“, machten sie mir Hoffnung. Dann schoben sie mich in einen Waschraum und legten mich in eine Art großes Waschbecken.
Die Schwester sagte mir, ich soll mich an ihr festhalten und ich versuchte das vorsichtig. Ich hielt mich an ihrer Hüfte fest und sie lächelte und sagte zu ihrer Kollegin: „Schau an, wie ein Baby klammert er sich fest.“

Genauso muss es ausgesehen haben. Ein „neugeborenes“ armes Hascherl wurde da gebadet, war völlig hilflos und es musste alles wieder neu erlernen. Aber dieses Bad tat wirklich gut, und ich hatte wieder einen kleinen Pluspunkt gesammelt. Eine positive Erkenntnis, beruhend auf warmem Wasser und helfenden Schwesternhänden.

An diesem Nachmittag war Petra bei mir. Sie umarmte mich und weinte. Es ging eine Herzlichkeit von ihr aus, die mir gut tat. An mehr kann ich mich nicht mehr erinnern. Das Letzte, an das ich mich an diesem Nachmittag erinnern kann, war ihre wohltuende Umarmung, dann fiel ich in einen tiefen Schlaf.

In den nächsten Tagen wechselten wache Momente und viel Schlaf einander ab. Mutter, Oma und Meki, mein Schwesterherz, hatten eigentlich nicht viel von mir, weil ich immer wieder einschlief, während sie da waren. Das war kein schöner Dank für ihre langen Reisen von Wels nach Graz. Ich war nicht wirklich für sie ansprechbar, aber sie sahen sich veranlasst, mir nur durch ihre Anwesenheit Geborgenheit zu geben – und ich glaube, ich spürte das in meinem Unterbewusstsein.

Besser in Erinnerung blieb mir die ziemlich resolute und „umfangreiche" Stationsschwester mit den kurzen roten Haaren und dem Befehlston, der auch geschlossene Türen durchdringen konnte. Eigentlich war sie eine Seele von Mensch und mit ihren rüde wirkenden Anordnungen erreichte sie genau, was sie wollte. Eigentlich wollte sie helfen, auch wenn es manchmal anders klang.
Am achten Tag nach der Operation kam sie zu mir und ließ gleich einmal keine Frage aufkommen, wer ab jetzt hier das Kommando führte: „Wir setzen uns jetzt auf, und dann werden wir schön essen!"
„Ich kann aber nicht essen."
„Sie können", kam es kurz zurück.
Sie war sehr kräftig und nahm mich unter den Schultern. Dann half sie mir nach vorne auf, drehte meine Füße zur Seite und ließ sie behutsam zu Boden. Ich konnte es selbst nicht glauben.

„Es wird Zeit, dass Sie einmal Ihren Hintern in Bewegung setzten, Müller. Ihr Selbstmitleid hilft keinem, Ihnen am allerwenigsten."
Bumm. Das hatte gesessen. Ähnliches hatte ich zuletzt am Fußballplatz vom Trainer gehört, und das klang smart gegenüber diesem aktuellen „Befehl".
Vor allem waren beim Fußball diese Anweisungen selten an mich gerichtet, galt ich doch als Kämpfer. Und da kommt jetzt eine Schwester und liest mir die Leviten.
Mir, dem Sportler!

Nicht mit mir! Na, der werde ich's zeigen …

Tatsache war, dass ich da saß und es selbst nicht fassen konnte, dass ich Boden unter den Füßen hatte. In diesem Moment war ich der glücklichste Mensch auf Erden und aß sogar etwas.
Welch eine Traumfrau! Sie hatte bei mir genau den wunden Punkt getroffen und mich so motiviert, dass ich jetzt sogar nach einem Rollstuhl verlangte.
„Können Sie haben." Dabei schmunzelte sie über das ganze liebe, breite Gesicht.
Noch am selben Tag kam der Rollstuhl.
Ich fuhr damit im siebten Stock den Gang entlang, dann mit dem Lift hinunter und in die „Freiheit". Das war zwar nur das kleine Stück Natur beim Krankenhaus, aber es war für mich etwas ganz Besonderes. Unzählige Spiele hatte ich von klein auf am grünen

Rasen gekickt. Zum ersten Mal nach der Operation in meiner selbst ernannten „Freiheit“ erschien mir das Gras viel grüner, die Sonne intensiver, die Farben leuchteten wesentlich bunter.
Als ich wieder auf meinem Zimmer war, hatte ich viel neuen Mut gefasst und Zuversicht getankt. Ich ließ mir sogar zwei Zäpfchen geben und hoffte, dass sich diese anregend auf meinen Stuhlgang auswirken würden.
Noch am selben Tag hatte ich daher ein „geschäftliches“ Erfolgserlebnis.
Zwei Schwestern fuhren mich zum WC und halfen mir aus dem Rollstuhl auf die WC-Muschel. Ich verbrachte dann fast zwei Stunden dort und die Schwestern klopften immer wieder an die Tür: „Ist alles in Ordnung mit Ihnen? Oder haben Sie sich schon weggespült?“
„So wohl habe ich mich noch nie gefühlt!“
„Dann genießen Sie es weiter.“

Ich genoss es wirklich. Ich konnte ohne fremde Hilfe meinem „Geschäft“ nachgehen. Das hatte etwas mit Wahrung der Intimsphäre zu tun und gab mir Teile meiner persönlichen Freiheit zurück. Da wusste ich, dass alles wieder in Ordnung kommen würde.

*

Ich war guter Dinge. Es konnte alles nur noch besser werden. Oder sollte ich mich etwa täuschen? Manchmal ertappte ich mich als Zweckpessimist, was ich einer gesunden Vorsicht zuschrieb. Man fällt nicht so tief, wenn man mit Problemen rechnet.
Diesen Gedanken verdrängte ich jedoch rasch, besann mich auf meinen Tibeter und dachte positiv.

Nach ein paar Tagen kam der Arzt und erklärte mir, dass man bei der Operation versucht habe, den gesamten Tumor zu entfernen und man deswegen „aggressiv geschnitten“ habe. Daher würde ich auch noch immer Doppelbilder sehen. Er meinte auch, es hätte den Anschein, dass der Tumor gutartig gewesen sei. Genaueres könne man aber erst nach Erhalt der Gewebeprobe aus dem Labor sagen. Mit ein paar Bestrahlungen müsse ich jedoch immer rechnen.

Ich speicherte nur die positiven Dinge dieser Aussagen und war total glücklich, denn ich dachte, so eine Bestrahlung sei harmlos. Hauptsache für mich war, ich brauchte keine Chemotherapie. Ich freute mich so sehr.
Am Wochenende kamen Wolfgang und Christa. Ich war natürlich super stolz auf mich. Ich zeigte meine teilweise wieder gewonnene Aktivität und die beiden waren über meine Fortschritte begeistert. Ich demonstrierte ihnen, schon ein paar Schritte gehen zu können. Ich hielt mich dabei an meinem Rollstuhl,

schob ihn vor mir her und musste mich dabei voll auf meine Beine konzentrieren. „Einen Schritt nach dem anderen“, sagte ich zu mir. Aber ich ging – und darauf war ich sehr stolz.
Ich musste wohl wie ein kleines Kind angesichts des Geburtstagskuchens gegrinst haben, als ich den ganzen langen Gang bis zum Lift in die „Freiheit“ meinen Rollstuhl vor mir her geschoben habe und ging. Das konnte man durchaus schon wieder als „Gehen“ bezeichnen. – Von einem Sprint über gegnerische Beine in den Strafraum war ich aber noch Lichtjahre entfernt.
Christa holte uns Kaffee und Wolfgang zündete sich eine Zigarette an. Ich musste einfach auch eine probieren. Sie schmeckte mir wie die letzte vor zehn Tagen. Diese Zigarette war für mich wie eine lang und schwer verdiente Belohnung.
Dann gingen wir – oder besser, sie rollten mich – an der Cafeteria vorbei, eine ausgedehnte Runde durch meine „Freiheit“, den Park beim Krankenhaus. Christa kaufte für mich Getränke, Obst und Zigaretten. Nach langer Zeit konnten wir wieder einmal über andere Dinge reden, als über mich und meinen Zustand. Ich empfand es angenehm, wieder belangloses Zeug daher zu reden, zu blödeln und den Schmäh laufen zu lassen. Es waren positive Zeichen.

Am Abend schaute ich mir ein Fußballspiel der EM-Endrunde in Holland und Belgien an. Da meine Sicht immer wieder durch Doppelbilder gestört war, fiel mir das Fernsehen schwer. Ich nahm es mit Humor und meinte zu meinen Leidensgenossen, dass ich der Einzige sei, der zwei gute Spiele auf einmal sehen könne.

Am nächsten Tag kam meine Schwester Meki zu Besuch. Sie hatte ihren Freund Dietmar dabei. Ich war ihnen mit meinem „Rolli“ entgegen gefahren und erwartete sie bereits vor dem Krankenhaus. Auch die beiden waren von meinen Fortschritten begeistert.

Als ich mir eine Zigarette anzündete, gab es Schelte von Meki: „Das hab ich mir doch gedacht. Kaum kommt jemand mit Zigaretten vorbei, wirst du gleich schwach.“

Ich erklärte ihr, dass mir das Rauchen im Moment das Gefühl gibt, noch am Leben zu sein. „Die kleinen Sünden machen doch das Leben erst lebenswert.“ Über meine altklug vorgetragene Weisheit mussten wir dann alle drei lachen. Überzeugender klang dann schon, dass es eines der Ziele von mir sei, auf meinen Beinen den Rollstuhl zum Lift zu schieben, ins Freie zu fahren und mich dort mit einer Zigarette zu belohnen.

„Aber das kann doch kein Ziel sein, wenn du qualmst“, ließ Meki nicht locker. Ich konterte mit einer meiner Weisheiten: „Es gibt nichts Schlechtes, das nicht auch was Gutes hat. Das kannst du drehen und wenden, wie du willst.“

Auch ich gab nicht nach und so beließen wir es dabei,

ich rauchte noch eine, Meki ertrug es, wenn auch widerwillig. Doch auch sie fand Positives an dieser Diskussion um das Rauchen. „Du kämpfst schon wieder und lässt dir nichts gefallen. Das ist gut. Langsam wirst du wieder der Alte!“
Von Meki hatte ich auch erfahren, dass Mama schon mehrmals angerufen, mich aber nie erreicht hätte. „Ich bin immer unterwegs, ist das nicht ein gutes Zeichen?“, erklärte ich ihr bei meinem sofortigen Anruf. Sie war hörbar erleichtert. Dann verabschiedete ich noch Meki und Dietmar und freute mich schon auf den Abend, an dem es im Fernsehen wieder Fußball von der EM gab.
Während des Fußballspieles hatte ich mir für den nächsten Tag ein Ziel gesetzt. Ich wollte gehen, ohne mich am Rollstuhl anzuhalten. Den Versuch war es zumindest einmal wert.
Am Morgen stieg ich aus dem Bett und hielt mich an der Mauer fest. So machte ich Schritt für Schritt und ging den Gang entlang – mit den Händen an der Wand, um nicht umzufallen. Für 30 Meter brauchte ich zwar an die 20 Minuten, aber das Glücksgefühl war unbeschreiblich. Ich war Gott dankbar dafür.
Kurz vor dem Lift konnte ich dann plötzlich nicht mehr weiter, weil ein Blumentrog im Weg stand, der mir den Halt an der Wand nahm. Mein Lieblingspfleger half mir das Hindernis zu überwinden.
„Na, das geht ja schon ganz toll. Ich glaube, du kannst am Wochenende mit mir tanzen gehen. Da

sind schöne Mädels." So spornte er mich zu immer weiterem Training an, und ich hatte am Rückweg erfrischende Gedanken im Kopf. Ich ließ des Pflegers Puppen tanzen.

Als ich wieder an meinem Bett war, kamen sie mir alle in den Sinn, die Menschen, die mich nicht hängen ließen: der Pfleger, der mit mir zum Tanzen gehen wollte, die resolute Schwester, die mich zum Essen animiert hatte, meine Mutter, die nie aufgab, Wolfgang, Meki und ihre Lebensgefährten, die für mich da waren.

Warum war nicht auch Petra auf dieser Liste der mir so hilfreichen Menschen?

„Wie geht es Ihnen?" fragte mich bei der Visite am nächsten Morgen Oberarzt Dr. Bendel. „Ganz gut! Ich unternehme schon viel."– „Wann wollen Sie denn nach Hause?", grinste er mich an. – „Wann darf ich denn nach Hause?" grinste ich zurück. – „Morgen."

Ich war wie vor den Kopf gestoßen und wurde kleinlaut: „Aber ich kann doch noch nicht einmal alleine gehen!"

„Die Ärzte, Schwestern und Pfleger haben alles gemacht, was nötig war. OP-mäßig sind Sie fertig, alles andere müssen Sie jetzt nun wieder alleine lernen. Aber Sie machen ja ganz tolle Fortschritte, was man hier so hört und sieht."

Dr. Bendel meinte dann noch, dass in meiner gewohnten Umgebung alles noch viel schneller gehen

würde und ich mich noch schneller erholen könne. Ich war sehr erstaunt und machte mir meine Gedanken darüber, wie dies nun funktionieren sollte. Andererseits war ich überglücklich und ich freute mich auf ein Wiedersehen mit Calvin.
Ich fuhr sofort nach der Visite mit dem Rollstuhl von meinem Zimmer über den Gang und via Lift in die „Freiheit“, um dort meine Mutter anzurufen. „Stell dir vor, ich darf morgen heim.“ Dann konnten wir beide nicht mehr viel sprechen, weil meine Mutter zu heulen begann und mich damit ansteckte. „Ich organisiere etwas“, schluchzte Mutti voller Freude ins Telefon. Es durchströmten mich unzählige Gedanken, aber fassen und konkretisieren konnte ich keinen. Dazu war die Freude zu groß.

Nach dem Mittagessen kam mein Lieblingspfleger zu mir. „Sie dürfen morgen schon nach Hause? Und was ist aus unserem Tanzabend?“ – Wir plauderten noch eine ganze Weile miteinander.
Am Nachmittag hatte ich mir wieder Training verordnet. Ich schob den Rollstuhl vor mir her und versuchte zwischendurch immer wieder zu gehen, ohne mich festzuhalten. So verging der Nachmittag wenigstens etwas schneller, denn ich konnte es kaum mehr erwarten, heim zu fahren.
Mit fiel die Zeit vor der Operation ein, wie sie damals verflog. Und jetzt wollte und wollte sie nicht vergehen.

„Wie beim Fußball, wenn wir mit Hängen und Würgen ein knappes 1:0 über die Zeit retten wollten und der Zeiger nicht und nicht weiter rückte“, schoss es mir wieder durch den Kopf.

Am Abend rief mich meine Mutter an. Sie hatte alles organisiert. Mein Bruder Heinz würde mich am nächsten Tag um 12 Uhr abholen, wohnen könne ich bei Wolfgang und Christa.

Tausend Gedanken gingen mir vor dem Einschlafen durch den Kopf:

Wie würde sich wohl die Situation mit Petra weiter entwickeln?

Was wird mit meinem Sohn Calvin sein? Wird er alles begreifen?

Erst ganz am Ende dachte ich an mich:

Werde ich wieder ganz gesund?

Klar werde ich wieder gesund. Ein Urlaub wäre schön … Ich versuchte wieder, positiv zu denken, und schlief dem Tag entgegen, an dem ich ohne Tumor die Heimreise antreten sollte.

III

Bösartig

Am nächsten Morgen machte ich mich nach dem Frühstück reisefertig. Als ich gerade meine Sachen zusammenpackte, kam der Assistenzarzt herein. Er hatte keine gute Nachricht.
„Ihr Befund ist vom Labor gekommen. Der Tumor ist leider bösartig!"
Ich musste mich setzen. Würde jetzt wieder alles von vorne beginnen?
„So schlimm ist es nicht", sagte der Arzt. „Sie gehen jetzt zum Radiologen."
„Aber mein Bruder kommt gerade, um mich abzuholen. Wir fahren doch nach Hause." – „Das Gespräch mit dem Radiologen hat jetzt Vorrang, ich habe bereits einen Termin für Sie ausgemacht. Der Pfleger kommt gleich und wird Sie hinbringen. Sie fahren etwas später heim."

Der Tumor war also bösartig – jetzt ging es offenbar für mich wirklich ums Ganze.

Der Pfleger brachte mich zur Radiologie. Das Wartezimmer war überfüllt, dennoch kam ich sofort dran. Der Arzt erklärte mir, wie nun dieser bösartige Krebs (Medulloblastom) weiter behandelt werden soll.

„Wir müssen in zwei bis drei Wochen mit der Strahlen- und Chemotherapie anfangen. Das können Sie auch in Oberösterreich machen, dazu empfehle ich Ihnen Frau Dr. Buchroithner im Linzer Wagner-Jauregg-Krankenhaus."
„Was meinen Sie eigentlich mit Bestrahlung und Chemotherapie?"
„Zuerst fangen wir mit Bestrahlungen an, dann folgt die Chemotherapie. Die Behandlung verlangt Ihnen viel ab, daher sollten Sie sich vorher noch zwei bis drei Wochen erholen."
„Und ich habe geglaubt, ich hätte den schlimmsten Teil schon hinter mir."

Jetzt kam es noch dicker für mich, denn der Doktor sagte mir die ungeschminkte Wahrheit.
„Es wird eine sehr anstrengende Behandlung für Sie. Im schlimmsten Fall kann es passieren, dass Ihre geistigen Fähigkeiten sehr eingeschränkt werden."
Ich fühlte mich wie erschlagen. „Wie soll ich das verstehen?"
Seine Antwort beruhigte mich nicht wirklich: „Herr Müller, Sie leben doch, oder?"
Ich war sauer.
„Für Sie bin ich vielleicht ein Überlebender mehr auf Ihrer Liste, Sie können mich faktisch abhaken. Der Nächste, bitte. Aber für mich stellt sich das ein bisschen anders dar. Lieber lebe ich noch sechs Monate, bekomme alles voll mit, kann alles regeln und sterbe

dann, anstatt ein ganzes Leben lang ein Pflegefall zu bleiben, für den seine Familie jeden Tag durch die Hölle gehen muss."

Er reagierte nicht auf diese Antwort, sondern gab mir einen Brief für Frau Dr. Buchroithner.

„Ich wünsche Ihnen alles Gute, Herr Müller. Sprechen Sie mit der Frau Doktor in Linz. Überlegen Sie sich das gut, aber nicht zu lange. Ihre Zeit ist knapp."

Ich war völlig am Boden, als ich wieder in den Warteraum kam.

Der Pfleger, der mich wieder zurück auf die Station bringen sollte, kam nicht daher. Nach einer halben Stunde wurde mir die Warterei zu bunt und ich fuhr zur Schwester, die bei der Anmeldung saß. Sie telefonierte. Es handelte sich um ein Privatgespräch.

Sie plauderte, tratschte und hörte nicht auf. Und ich war nach diesem Besuch beim Radiologen auch nicht gerade in bester Laune.

„Moment einmal, gnädiges Fräulein. Wissen Sie eigentlich, wozu Sie hier sitzen? Sicher nicht um privat zu telefonieren. Könnten Sie mir jetzt endlich meinen Pfleger rufen? Ich warte schon eine halbe Stunde!" – Die Leute im Wartezimmer stimmten mir zu. Offenbar hatte sie schon telefoniert, als ich noch beim Radiologen war. Meine Kritik zeigte jedoch Wirkung. Die Dame am Telefon zog ein beleidigtes Gesicht. Ein Patient hatte es gewagt, sie zu kritisieren.

Der Pfleger kam auch während der nächsten Viertelstunde nicht; somit beschloss ich, alleine zur Station zurück zu fahren. Das war gar nicht so einfach. Mit dem Rollstuhl ging es für mich bei einer großen Baustelle vorbei, wo mehrere Bretter über die Fahrbahn lagen. Zum Glück halfen mir über diese Hindernisse ein paar junge Leute, die dort gerade vorbeikamen. Dann ging der Weg etwa 100 Meter bergab, und ich fragte ein Mädchen, ob es mich da hinunter schieben würde. Es half mir sofort. Etwa bei der Hälfte sagte ich zu ihm: „Hier wäre ich wahrscheinlich über die Wiese in den Zaun geknallt."
Wir mussten darüber beide lachen, und das Mädchen gab mir noch einen kräftigen Stoß, dass ich bis zur Eingangstür des Krankenhauses rollte.

Das Lachen hatte mir geholfen, es ging mir wieder um einiges besser. Das unbekannte und unbekümmert nette Mädchen hatte mir das Gefühl gegeben, kein Ausgestoßener zu sein.

Als ich im siebten Stock angekommen war, kam mir schon mein Bruder Heinz entgegen.
„Hast du lange gewartet?"
„Es geht. Aber ich habe mich am Weg hierher sowieso verfahren. Also hättest auch du gewartet."
Darüber mussten wir beide lachen. – Während Heinz das Auto vor den Eingang fuhr, verabschiedete ich mich von den Stationsschwestern und wartete auf die

Entlassungspapiere. Dann fuhr ich mit dem Rollstuhl bis zum Auto. Meinen Riesen-Teddy Dennis setzte ich auf meinen Schoß, und so fuhren wir aus Graz ab. Durch die Diagnose am Morgen war mir jedoch die ganze Freude auf daheim vergangen.

Während der Heimfahrt erzählte ich Heinz vom Gespräch mit dem Radiologen und über meine Bedenken wegen der möglichen Schädigung des Gehirns. – „Ich mache diese Behandlung nicht!“, stellte ich schließlich fest.
„Wir warten jetzt ein paar Tage ab, denken daheim in Ruhe darüber nach und dann entscheidest du“, erwiderte Heinz.
Je länger wir aber diskutierten, desto mehr kam ich zur Überzeugung, die Bestrahlung und die Chemotherapie abzulehnen.
„Heinz, versetze dich bitte in meine Lage“, suchte ich nach einer Erklärung. „Ich habe eine Fifty-Fifty-Chance, dass der Gehirntumor durch die Operation hundertprozentig beseitigt wurde. Wenn das nicht der Fall ist, dann lebe ich zumindest die nächsten sechs Monate so, dass ich meine Umgebung wahrnehmen kann und meine Gefühle aus- und erleben und meine privaten Dinge regeln kann. Mein ganzes Leben habe ich dem Sport verschrieben, meinen Emotionen freien Lauf gelassen und mich so immer zu Höchstleistungen getrieben. Ich will einfach jetzt nicht geistig dahinvegetieren müssen. Lieber genieße ich jeden

Tag, als wäre er der letzte. Ich will auch nicht den Menschen, die ich liebe, ein ganzes Leben zur Last fallen, es ist jetzt schon schwer genug, dass ich so viel auf eure Hilfe angewiesen bin."

Heinz sagte nichts. Er schien sich auf die Fahrbahn zu konzentrieren.
Wir fuhren zu einer Tankstelle an der Autobahn und ich kaufte Calvin ein Spielzeugauto.

Es wurde nun schon alles ziemlich anstrengend für mich. Ich war seit halb sechs Uhr in der Früh auf den Beinen und mittlerweile war es drei Uhr Nachmittag geworden. Zusätzlich hatte ich eine furchtbare Diagnose einstecken müssen und mich ohne Pfleger von der Radiologie einen halben Kilometer zurück ins Krankenhaus gekämpft. Jetzt saßen wir schon zwei Stunden im Auto. Seit meiner Operation war ich nicht mehr so lange durchgehend auf den Beinen gewesen, ohne mich zwischendurch kurz ausruhen zu können.

Ich freute mich auf Calvin, auf meine Lieben, auf daheim und auf mein Bett bei Wolfgang und Christa.

*

Als es soweit war und Wolfgangs Haustür aufging, hatte ich Tränen in den Augen. Ich war zwar nicht bei mir daheim, dort war ja keiner, der auf mich wartete, aber Wolfgang und Christa machten es mir so bequem und angenehm wie möglich. Ich ruhte mich eine Weile von den Reisestrapazen aus, dann wollte ich noch zu Calvin.

„Wolfgang, fährst du mich bitte zu meinem Buben?"
„Ist das heute nicht ein bisschen zu viel für dich? Ruf ihn an und ich bringe dich morgen hin."
„Das geht schon, ich möchte ihm doch sein Auto bringen."

Ich hatte zwar die Wahrheit gesagt, aber es war nur die halbe Wahrheit. Denn ich wollte zwar Calvin, aber auch Petra sehen.

Also fuhren wir an diesem lauen Sommerabend noch nach Marchtrenk und ich freute mich darauf, beide in die Arme schließen zu können.
Dort angekommen, half mir Wolfgang aus dem Auto und ich hielt mich am Gartenzaun fest.
Ich sah die beiden im Garten stehen. Auch Petras Mutter war dort. Sie erschraken alle drei. Kein Wunder. Ich sah ja auch furchtbar aus. Ein Auge war zugeklebt, dazu war ich blass im Gesicht und sehr abgemagert.

Calvin muss der Schreck ordentlich in die Glieder gefahren sein, denn er versteckte sich hinter seiner Mutter, die auch sichtlich geschockt war. Als sich Petra gefasst hatte, kam sie mit Calvin auf mich zu und half mir in den Garten.

Ich gab Calvin das mitgebrachte Spielzeugauto, mit dem er sofort zur Sandkiste lief, um damit zu spielen. Währenddessen begannen für mich Szenen, die aus einem schlechten Film zu stammen schienen.
„Du bezahlst mir keine Alimente, und es kommen so viele Rechnungen ins Haus“, schluchzte Petra und hörte nicht auf, mir Vorwürfe zu machen. „Ich weiß ja schon nicht mehr, wie ich alles bezahlen soll, du kannst dir nicht vorstellen, wie dreckig es mir geht.“

Ich glaubte, mich verhört zu haben.

„Du weißt aber schon, woher ich jetzt komme, oder?“
Darauf reagierte sie nicht.
„Alles dreht sich nur um dich, keiner fragt, wie es mir geht“, kam es von Petra zurück.

Das war mir jetzt eindeutig zuviel. Ich konnte mich nicht mehr beherrschen und fing an zu heulen. Ich konnte nicht wirklich glauben, was ich da von Petra zu hören bekam. Sie tat so, als wäre ich gerade von einer Weltreise nach Hause zurück gekommen. Ihr Ton mir gegenüber klang vorwurfsvoll, als hätte ich

mich ein paar Wochen im Süden vergnügt und meine Familie im Stich gelassen.
Ich hörte die Worte wie durch einen Nebel und dumpf aus der Ferne. Aber jedes einzelne Wort traf mich wie ein Dolchstich. Kann ein Mensch, den man so geliebt hat, so grausam sein? Hatte ich mich in Petra wirklich so getäuscht?
„Gib mir doch die Rechnungen mit, ich erledige das“, versuchte ich die Vorwürfe zu entschärfen. „Alimente bekommst du erst, wenn Calvin sechs Jahre alt ist, das war doch immer so vereinbart.“
Petra wollte nicht darauf eingehen. Sie und ihre Mutter machten Anstalten, mich aus dem Garten zu geleiten. Ich empfand es, als wollten sie mich hinaus komplimentierten.

„Sag, hast du wirklich vergessen, woher ich gerade komme, Petra?“

An ihrer Stelle antwortete Calvin:
„Komm, Papa, gib mir die Hand, ich helfe dir und bringe dich aus dem Garten hinaus.“

Der kleine Junge hatte mit viereinhalb Jahren mehr Stil als die beiden Damen. Ich spürte, dass er mich liebt und dass er sein Herz auf dem rechten Fleck hat. Aber mir war jetzt auch klar, dass Petra in Wahrheit für mich überhaupt nichts empfand.

Wieder bei Wolfgang daheim, saßen wir im Wohnzimmer und sprachen über meine soeben erlebten Frustrationen. Ich konnte es noch immer nicht glauben. Dann ging ich ins Schlafzimmer, das mir Wolfgang und Christa überlassen hatten. Die folgende Nacht war arg. Ich hatte Schmerzen am ganzen Körper. In meinen Beinen schienen tausende Bienen von Blume zu Blume zu fliegen. Häufig stachen sie auch zu. Erschöpfung und Schmerzen lieferten sich in mir einem Wettkampf, der mich nicht einschlafen ließ.

Ich hatte mich sichtlich übernommen. Aber ich versuchte, trotz aller Sorgen, es positiv zu sehen. Während ich so da lag, versuchte ich, die positive Seite an diesem Zustand zu entdecken und wurde schnell fündig. Ich wusste, dass ich meinen Körper wieder belasten und die Folgen der Belastung spüren konnte. Kaum hatte ich dieses positive Signal erkannt, muss ich wohl eingeschlafen sein.

Christa chauffierte mich am nächsten Tag zum Optiker. Wir wollten eine Brille besorgen, bei der ich die Gläser herausnehmen und zukleben konnte. Ich hatte von den Ärzten in Graz den Auftrag bekommen, jeden Tag ein anderes Auge zu verkleben, um nicht ständig Doppelbilder sehen zu müssen. Hätte ich das nicht getan, wäre ich verrückt geworden, gestand ich mir ein. Auf diese Weise war jedes Auge abwechselnd einen Tag „im Einsatz“, und als Sportler wusste ich, dass jeder Muskel trainiert werden muss, um nicht zu erschlaffen.

Christa brachte mich später ins WT 1-Büro. Zuerst begegneten mir Andrea und Max, die mich völlig baff anstarrten – „Was machst denn du hier?"

Ich bemerkte, wie mich ihre Blicke wegen meines schlechten Aussehens abtasteten. Aber das war ich schon gewohnt. Sie waren Freunde und es war ihr gutes Recht. Wir gingen ins Redaktionszimmer und unterhielten uns über dies und jenes, und ich erzählte ihnen über meine Grazer Erlebnisse.

In der Zwischenzeit hatte meine Mutter Robert, den mit uns verwandten Kinderarzt und Krebsforscher, in Wiener Neustadt angerufen. Mein Bruder Heinz hatte ihr erzählt, dass ich die Bestrahlung und Chemotherapie ablehnen würde. Mutti wollte Robert dazu bewegen, dass er mir – als Fachmann – meine Situation klar machen solle. Dr. Robert Bruckner hatte in seiner Praxis damit schon öfter zu tun gehabt und viel Erfahrung. Daran klammerte sich meine Mutter. Damals wusste ich diese Initiative meiner Mutter nicht zu schätzen.

Dr. Robert Bruckner:
„Meine Aufgabe bestand darin, der Familie von Jürgen, insbesondere seiner Mutter, die Problematik des Gesundheitszustandes von Jürgen zu erklären. Da es sich bei der Erkrankung und der daraus folgenden Operation um eine sein Leben bedrohende Situation

handelte, erschwerte dies die Gesprächsführung enorm. Noch dazu wurden alle Gespräche am Telefon geführt. Natürlich hatte ich auch gegenüber dem Patienten Erklärungsbedarf. Aber er war ja von den Kollegen gut vorbereitet. Gott sei Dank verliefen die Operation und weitere Behandlungen ohne große Komplikationen und Jürgen ist wieder der, der er vor seiner schweren Erkrankung war.“

Ich war auch nach den Gesprächen mit der ganzen Familie nicht umzustimmen. Mama, Wolfgang, Christa, Heinz, Brigitte und Meki redeten immer wieder auf mich ein; ebenso oft blieb ich dabei, die Bestrahlung und Chemotherapie abzulehnen.
Schließlich rief mich Robert an und erklärte mir die Behandlung mittels Bestrahlung nochmals:
„Es gibt natürlich für dich ein gewisses Risiko. Aber das hast du ja auch bei jeder anderen und sogar jeder einfachen Operation.“
Ich ließ seine Argumente nicht wirklich in mich dringen und wollte einfach Zeit gewinnen.
Zwar bemerkte ich tägliche Fortschritte an mir, von vollständiger Heilung konnte aber keine Rede sein, darüber war ich mir klar. Was die Chemotherapie betraf, war ich mir jedoch sicher, dass sie niemals für mich in Frage käme. Nach allem, was ich von meinen Informanten in meinem Krankenzimmer in Graz gehört hatte – *niemals*.

Inzwischen konnte ich weitere kleine aber feine Fortschritte verzeichnen. Es gelang mir, ganz langsam und mit vorsichtigen Schritten, ohne Begleitung oder Stütze spazieren zu gehen. Ich fühlte mich wie Nurmi und war stolz auf 300 Meter flache Strecke, die ich ohne Pause zurückzulegen imstande war. Es ging außerdem körperlich mit mir aufwärts. Daher wollte ich auch nichts von einer weiteren Behandlung hören.

Doch offenbar ging jeder meiner gesundheitlichen Aufwärtstrends mit einem privaten Rückschlag Hand in Hand.
Als ich vom Spaziergang zurück war, kam Christa auf mich zu und teilte mir mit: „Petra hat für dich angerufen."
„Was wollte sie denn?"
„Sie will die Scheidung."
„Hat sie dir das so einfach mitgeteilt und nicht einmal gewartet, bis sie es mir persönlich sagen kann?"
„Hat sie!"

Ich wollte das einfach nicht glauben und rief sie sofort an. Noch am Telefon heulte Petra, dann riss sie sich zusammen und sagte tatsächlich, sie werde die Scheidung einreichen; überdies wurde sie auch gleich sehr deutlich:
„Vielleicht kümmerst du dich jetzt endlich um mein Geld!"

Sie hatte nicht einmal gefragt hatte, wie es mir geht. Oder ein Gruß? Nichts dergleichen. Petra ging es nur um Petra!
„Sag einmal Petra, was hab' ich dir eigentlich getan, dass du mir das alles antust?"
Wieder schmolz sie vor Selbstmitleid und ätzte vortrefflich.
„Ich bin doch sowieso schon für alle die Böse, außerdem bist du ja schon wieder fleißig in Wels unterwegs. Im WT 1-Büro warst du auch schon wieder. Na, so schlecht kann es dir ja dann gar nicht gehen", konterte sie geringschätzig.

„Ja bist du denn jetzt völlig durchgeknallt. Dann reiche halt in Gottes Namen die Scheidung ein!" – Mir war der Kragen geplatzt. Ich konnte und wollte nicht mehr weiter reden und beendete das Gespräch. Wütend und am Boden zerstört wusste ich in diesem Augenblick nur eines: Diese Tiefschläge durften sich nicht auf meinen Körper auswirken. Das musste ich verhindern. Am besten war es jetzt wohl, den Ärger in einem Familienrat abzufedern. Das half.

Petra wollte also die Scheidung, und ich hatte zugestimmt. Gleich am nächsten Tag fuhr mich Christa, nach Abschluss unseres Familienrates, nach Marchtrenk zum Scheidungsanwalt Dr. Herbert Heigl. Ich kannte die Familie Heigl sehr gut und ich erwartete mir viel davon, ihn aufzusuchen und um Rat zu fra-

gen. Kurz vor seinem Büro kam uns seine Frau Claudia entgegen und erschrak, als sie mich sah.
„Was ist denn mit dir passiert, Jürgen?"
Nachdem ich ihr von der Operation und dem Gehirntumor erzählt hatte, brachte sie mich zu Herbert ins Büro. Auch er zeigte sich über meinen Zustand erschüttert.
Wir hatten uns Monate nicht gesehen und wir unterhielten uns über die Geschehnisse in dieser Zeit. Ich erzählte ihm über die neue Situation, die sich mit Petra ergeben hatte und erklärte ihm, dass ich ihrem Scheidungswunsch zugestimmt hätte und welche Forderungen sie stellte. Er wunderte sich, was ich ihm da erzählte. Nach längerer Diskussion gab ich dann meine Zustimmung, an Petra eine Gegenforderung zu stellen.

Wir wollten, wie es Herbert ausdrückte, den Spieß umdrehen. Hauptsächlich stimmte ich dieser Vorgangsweise deswegen zu, um Petra womöglich doch noch umzustimmen. Vielleicht kam sie zur Vernunft und es gab noch eine Chance für uns.
Anschließend fuhr ich mit Christa nach Großarl, um meine Oma abzuholen. Auf der langen Hinfahrt hatten wir genügend Zeit, uns über das Scheidungsthema zu unterhalten.
Ich äußerte gegenüber Christa meine Bedenken: „Ich fühle mich nicht wohl dabei, an Petra Gegenforderungen zu stellen."

„Immerhin bist du soweit abgesichert, falls sie dich mit ihrem Scheidungsanwalt überrumpeln will. Die Geschichte mit deiner Gegenforderung kannst du später immer noch abwenden“, zeigte sie sich auf meiner Seite und auch clever – denn sie sollte Recht behalten.

Nachdem wir Oma aus Großarl nach Hause kutschiert hatten, vergingen einige schöne Sommertage, an denen ich unter den neuen Voraussetzungen recht flott unterwegs und daher mächtig stolz auf mich war.
Ich verbrachte viel Zeit in der frischen Luft und wurde auch etwas braun, was mich besser aussehen ließ. Vor allem aber wurde die Koordination meiner Bewegungen immer besser.
Mitten in diese persönliche Idylle hinein meldete sich plötzlich Frau Dr. Buchroithner vom Wagner-Jauregg-Krankenhaus in Linz.
„Haben Sie mich vergessen? Wir hätten eigentlich eine Verabredung miteinander“, sagte sie.
„Von einer Verabredung weiß ich nichts, aber ein Kuvert habe ich für Sie, Frau Doktor.“
Ich kam gleich zur Sache: „Der Radiologe in Graz hat mir alles über die Bestrahlungen und Chemotherapie erklärt und das lehne ich ab. Diese Behandlung will ich nicht durchmachen.“
Ich wiederholte ihr gegenüber, was ich auch mit meiner Familie schon einige Male diskutiert hatte.

„Lieber erlebe ich jetzt noch ein paar Monate alles bewusst, regle alles, aber ich will nicht als Pflegefall enden, der seiner Familie ein Leben lang die Hölle auf Erden bereitet.“

Sie blieb sehr freundlich, aber auch sehr hartnäckig: „Kommen Sie trotzdem zu mir, Herr Müller. Ich muss eigentlich darauf bestehen. Sie müssen ja wieder in die ‚Röhre‘, um zu sehen, ob es irgendwelche Veränderungen im Gehirn gibt oder ob noch Tumorreste vorhanden sind.“
Mit der Röhre hatte sie die CT-Untersuchung gemeint und ich als „Profi“ wusste natürlich mit diesem Insider-Begriff längst etwas anzufangen.
„Dann können wir uns ja über alles unterhalten, wir reden einfach drüber, was für Sie am besten ist, und wie es weitergeht“, lud sie mich ein.
Ich war überredet und notierte mir den Termin im Wagner-Jauregg-Krankenhaus: Montag, 9 Uhr.

In der Zwischenzeit hatte ich Petra getroffen und mich mit ihr doch geeinigt, dass ich keinen Anwalt zur Scheidung hinzuziehen werde. Ich hatte mich von ihr nicht breitschlagen lassen müssen, denn mir selbst war nicht recht wohl dabei, an sie Gegenforderungen zu stellen oder sie auf eine andere Art in die Mangel zu nehmen.
Wir vereinbarten eine Scheidung im gegenseitigen Einvernehmen.

Das missfiel meiner Familie. Auf meiner Mailbox fand ich dann gleich Petras Nachricht, doch am nächsten Tag zum Gericht zu kommen. Sie hatte es offenbar mit der Trennung eilig, denn sie hatte sofort einen Termin bekommen. Sich durchzusetzen, wenn sie etwas wollte, das konnte sie. Ich rief sie sofort an und bat sie, mich zum Gericht mitzunehmen.
„Kann dich dein Bruder Wolfgang nicht zum Gericht fahren?“, lautete ihre lakonische Antwort.
„Wohl kaum. Er ist nicht gut auf dich zu sprechen, und es ist nicht gut, wenn du ihm unter die Augen kommst. Du willst die Scheidung, dann musst schon du mich abholen und nach Wels ins Gericht fahren.“
Petra sah wenigstens das ein. Dann sagte sie mir noch, was ich an Unterlagen mitnehmen müsste.

In dieser Nacht konnte von Schlaf keine Rede sein, weil mir tausend Gedanken durch meinen lädierten Kopf gingen. Und es war wohl auch mein Herz, das arge Schrammen abbekommen hatte.

Am nächsten Morgen war ich schon um sechs Uhr auf den Beinen. Es ging trotz aller Fortschritte für mich weiterhin sehr bedächtig. Um acht Uhr holte mich Petra ab. Als wir in Wels in Richtung des Gerichtes gingen, kam ich mir vor wie ein Lamm, das man auf die Schlachtbank führt.
Sie hatte mich aber für nichts und wieder nichts vor Gericht geschleppt. Den Antrag auf eine einvernehm-

liche Scheidung hätte sie ohne weiteres auch alleine einreichen können. Langsam gewann ich den Eindruck, als wollte sie mich immer wieder mit neuen Dingen belasten, als wollte sie mich fertig machen. Sie sagte mir Worte, die mich tief trafen – und diese Worte kamen ansatzlos aus ihrem Mund:
„Du brauchst dich gar nicht immer hinter deiner Krankheit verstecken und solltest dich lieber um deinen Sohn kümmern."
Doch darum ging es ihr in Wahrheit nicht. Ich gewann immer mehr den Eindruck, dass es ihr nur um Geld ging. Es war mir unverständlich, wie sie so kalt berechnend und bösartig sein konnte.
Wir gingen also zum Gericht. Ich hatte meine Brille mit dem einen verklebten Glas auf und musste mich bei jedem Schritt konzentrieren. Der bevorstehende Termin im Wagner-Jauregg-Krankenhaus ging mir durch den Kopf, dann wieder die Scheidung. Dazwischen kam immer wieder eine spitze Bemerkung von Petra. Dies alles wurde für mich zu einer Belastungslawine. Wie soll ich gegen den Krebs kämpfen und gewinnen, wenn ich gleichzeitig meine Familie verliere? Dann war auch noch Wolfgang nicht gut zu sprechen, weil ich mich von Petra wegen des Scheidungsanwaltes hatte breitschlagen lassen und auf ein Engagement von Dr. Heigl verzichtet hatte.
Nach der formlosen Scheidungseinreichung bei Gericht setzte mich Petra am WT 1-Büro in der Stadt ab. Von dort rief ich Wolfgang an.

„Kannst du mich gegen Mittag von hier abholen?" – Er reagierte immer noch sauer: „Du bist ja morgens auch alleine ans Ziel gekommen, jetzt schau, wie du auch wieder heimkommst."

Seinen Ärger empfand ich nicht so tragisch, irgendwie hatte er ja Recht. Ich ließ ihn Dampf ablassen, das würde sich schon wieder legen.

Als ich heimkam, wartete just Wolfgang auf mich.

„Überraschung! Ich habe mit Mama alles abgeklärt, du wirst künftig in einer eigenen Wohnung in Buchkirchen von Mama und uns betreut."

Das war nun wieder eine der ungeliebten Überraschungen. Ich hatte das Gefühl, dass sie mich so rasch wie möglich loswerden wollten. Tatsächlich hatten Wolfgang und Christa einen Kurzurlaub geplant und so brachte er mich noch am selben Nachmittag in meine neue Wohnung nach Buchkirchen. Ich konnte ihnen nicht böse sein. Sie beide hatten in den letzen Wochen so viel für mich getan.

„Das ist aber schnell gegangen, es war wohl geplant?"

„Ja, Mama hat sich sehr engagiert. Auf die Dauer war das ja bei uns keine Lösung, oder?"

Dem konnte ich nicht widersprechen.

Ich saß also noch am selben Tag in meiner neuen Wohnung, die mir angesichts der leeren weißen Wände viel zu groß erschien. Ich fühlte mich allein gelassen. Und ich freute mich auf meine Mutter, die später kommen wollte.

Was war aus mir geworden? Ich fühlte mich herum geschoben, andererseits wollte ich keinem auf die Nerven gehen oder eine Belastung sein. Was ist man doch für ein Haufen Elend, wenn man auf andere angewiesen ist? Wie kann man das je wieder gut machen? Ich musste gesund und fit werden, um es gut zu machen.

Das Wochenende verbrachte ich in der neuen Wohnung, spazierte durch die Gegend um Buchkirchen und fühlte mich auch bald dort recht wohl. Nur ein wenig abseits vom Schuss erschien mir das Domizil. Aber möglicherweise war das in meiner derzeitigen Situation nicht das Schlechteste, versuchte ich wieder positiv zu denken. Hier konnte ich mich voll auf mich selbst konzentrieren. Und es stieg die Spannung auf die am Montag bevorstehende Untersuchung. War noch etwas zu finden?

Am Sonntag chauffierte mich Heinz nach Linz in Mamas Wohnung. Montag hatte ich meinen Termin im Wagner-Jauregg-Krankenhaus. Ich machte mich mit Frau Dr. Buchroithner bekannt, übergab ihr das Kuvert mit den Befunden aus Graz, dann besprachen wir die bevorstehende Kernspintomografie. Nachdem ich das Liegen in der „Röhre" absolviert hatte, dauerte es noch eine Weile, bis die Bilder entwickelt waren. Meine Anspannung stieg und die Wartezeit kam mir wie eine halbe Ewigkeit vor.

Dann sahen wir uns die Ergebnisse gemeinsam an und Frau Doktor appellierte an mich, mit der Bestrahlung zu beginnen.
„Das ist gerade in dieser Phase für sie entscheidend. Reden Sie doch mit Herrn Doktor Feichtinger im Krankenhaus der Barmherzigen Schwestern. Sie scheinen sich so gut erholt zu haben, und jetzt wollen Sie plötzlich alles stoppen? Da waren ja fast alle Ihre Mühen umsonst."
Sie wirkte sehr überzeugend. Ihre Argumente saßen. Sie zückte daraufhin einen Zettel, wo das Datum „11. Juli 2000" notiert war. Sie hatte also für mich bereits einen Termin bei Dr. Feichtinger vereinbart und riet mir, nein, sie bat mich, diesen Termin unbedingt wahrzunehmen.
Daheim feuerte auch meine Mutter noch eine Breitseite in diese Richtung ab: „Die Frau Doktor hat völlig Recht. Auch mit Robert habe ich gesprochen, der derselben Meinung ist. Und was ich denke, das weißt du auch. Es steht also 3:1 für uns."

Mit diesem „Fußball-Resultat" hatten mich die drei endlich herum gekriegt. Ich gestand mir ein, dass es vielleicht doch der bessere Weg sei, auf den Ratschlag der Ärzte zu hören. Ich wollte mir jetzt zumindest noch die Meinung von Dr. Feichtinger anhören und mich dann entscheiden.

IV

Der Countdown …

Seit damals im Jänner, als ich mit Calvin daheim herumturnte und beim Suchen des Spielzeugs meinen ersten Schwindelanfall hatte, war etwas mehr als ein halbes Jahr vergangen. Es waren die wohl turbulentesten sechs Monate meines Lebens gewesen, die aus mir im wahrsten Sinn des Wortes einen neuen Menschen gemacht hatten.

Ich, erfolgsorientierter Sportler und männliches Model, war Anfang dreißig. Bis hierher klang das alles noch gut. Die Fortsetzung aber war wohl nicht so perfekt: Ich hatte täglich ein anderes Auge zugeklebt und ein Loch im Kopf, ich hatte einen Kampf gegen den Krebs zu führen und meine Frau war dabei, sich von mir zu trennen. Um meine Finanzen stand es auch nicht gerade rosig.

Mit dieser Bilanz im Hinterkopf betrat ich das Krankenhaus der Barmherzigen Schwestern in Linz.

Es waren sechs Monate seit dem ersten Schwindelanfall mit Calvin vergangen, der Kalender zeigte den 11. Juli und ich war pünktlich um acht Uhr da. Lange brauchte ich dann auch nicht zu warten, bis ich aufgerufen wurde.

Dr. Feichtinger hörte mir lange und geduldig zu. Er ließ sich über meine Fortschritte unterrichten und hörte von meiner Abneigung gegen die Nachbehandlung. Ich erklärte ihm nochmals, strikt gegen eine Chemotherapie zu sein.

„Der Radiologe in Graz hat mir gesagt, dass er Komplikationen nicht ausschließen könne. Ich will nicht geistig dahindämmern."

Er schüttelte den Kopf. – „Herr Müller, ich würde Sie anlügen, wenn ich behaupte, dass das nicht passieren könnte. Aber wenn das der Regelfall wäre, würde es nur noch Pflegefälle bei uns geben. Ein gewisses Risiko trägt man natürlich immer, sogar bei harmlosen Eingriffen."

Ich blieb skeptisch, doch der Doktor argumentierte weiter aus seiner innersten Überzeugung:

„Sehen Sie sich doch einmal um, Herr Müller. Es gibt so viele Patienten, die erfolgreich eine Chemo- oder Strahlentherapie bekommen haben. Nehmen Sie die krebskranken Kinder! Da beginnt man mit der Chemo- und Strahlentherapie zur gleichen Zeit, weil Kinder das Doppelte wie Erwachsene vertragen."

„Sie müssen aber auch mich verstehen, Herr Doktor. Ich war immer ein Sportler, ein selbstständiger Mensch. Falls alles schief geht, bin ich plötzlich abhängig. So ein Leben kann ich mir nicht vorstellen. Ich lebe lieber so weiter, so lange wie ich dieses Leben in dieser Form geschenkt bekommen habe. Und wenn es vorbei ist, habe ich bis dahin zumindest noch alles mitbekommen. Es ist für mich schon so schwer genug, dass ich weiß, nie mehr das tun zu

können, was ich bisher immer gerne gemacht habe."
Dr. Feichtinger versuchte dennoch, mir weiterhin gut zuzureden.
„Herr Müller, bei allem Respekt vor Ihrer Meinung. Ich würde Ihnen trotzdem empfehlen, zumindest einmal mit der Strahlentherapie zu beginnen. Das wäre für Sie sehr wichtig!"
„Wie wichtig?"
„Es gibt im Leben für nichts eine 100-Prozent-Garantie. Sie wollen doch Ihren Zustand verbessern. Sie sollten das Risiko eingehen, auch wenn Sie vielleicht im Leben ein paar Dinge nicht mehr machen können. Zumindest können Sie wieder ein normales Leben führen. Sie sollen es sich nicht vorwerfen, es nicht wenigstens versucht zu haben."
In diesem Gespräch fiel dann auch der Satz, den ich mir als nächste Weisheit einprägte.

Wer Veränderung will, muss Risiko nehmen.

Ich wollte eine Veränderung meines Gesundheitszustandes zum Positiven hin und mir war klar, das Risiko eingehen zu müssen. Noch aber setzte ich auf Zeit. Wahrscheinlich aber war es wohl Angst. Angst vor der Bestrahlungstherapie.

„Gut, ich werde es mir überlegen. Aber sofort will ich das jetzt nicht entscheiden."
Er schien das überhört zu haben.

„Okay, dann bleiben Sie gleich einmal stationär hier und in drei Tagen beginnen wir dann mit der Bestrahlung."
„Ich bleibe nicht sofort hier, Herr Doktor, ich brauche länger als drei Tage zum Überlegen. Das will ich mir genau durch den Kopf gehen lassen und das kann ich hier nicht."
„Herr Müller, die Zeit drängt. Allzu viel Zeit haben Sie nicht."
„Wenn ich aber nicht mit 100 Prozent dabei bin und mich nicht ‚ganz' dafür entscheide, würde es gar nichts bringen", konterte ich. „Geben Sie mir zwei Wochen Bedenkzeit? Sie geben mir jetzt einen Termin in vierzehn Tagen. Wenn ich komme, fangen wir sofort an. Wenn nicht, lassen wir's."
Der Doktor ging auf diesen „Handel" ein. Er betonte nochmals: „Sie verstehen mich, ich rate Ihnen unbedingt zu dieser Behandlung!"

Ich fuhr mit der Straßenbahn zu meiner Mutter nach Linz-Urfahr. Bei einem Kaffee erzählte ich ihr von meiner Unterhaltung mit Dr. Feichtinger. Wir diskutierten lange darüber, und meine Mutter wollte nicht verstehen, warum ich nicht sofort im Krankenhaus geblieben war. Auch sie redete auf mich lange ein, so lange, bis ich sie bat, mich jetzt ein wenig zum Nachdenken alleine zu lassen.

*

Daheim in Buchkirchen versuchte ich, mein Leben wieder ganz alleine in die Hand zu nehmen. Es war ein schönes Gefühl. Dass die Kalenderblätter zum Termin hin fielen, aber auch die Uhr tickte, ignorierte ich vorerst. Ich war endlich wieder ein Mensch. Ich konnte meine eigenen Entscheidungen treffen und musste auf niemanden Rücksicht nehmen.
Da war keiner, der mich ständig daran erinnerte, dass ich Krebs hatte, der mir ständig sagte, dass ich dies und jenes tun müsse, um gesund zu werden. So gab man mir ja eigentlich oft das Gefühl, ein halber Mensch zu sein. Hier musste ich auch nicht mehr so oft an Petra denken. Ich verbot mir das, so gut es ging, auch wenn es mir schwer fiel. Allerdings gestattete ich es mir, um so öfter an Calvin zu denken. Aber dabei kam mir immer wieder auch Petra in den Sinn.

Es war immer noch schwierig, alleine zu gehen. Auch die Doppelbilder sah ich nach wie vor. Aber ich befand mich in einem seelischen Hoch, weil ich ein freier Mensch war. Und ich konnte seit langer Zeit alles hinter mir lassen, was in den letzten Monaten passiert war. Es war ein gutes Gefühl.
In diesen zwei Wochen, bis zum festgesetzten Termin bei Dr. Feichtinger, ließ ich es mir an nichts fehlen. Ich fuhr mit meinen neuen Nachbarn Simone und Pedro fast jeden Vormittag nach Wels, besuchte meine Arbeitskollegen oder blieb bei Simone, die mehrere Sonnenstudios führt.

Meistens tranken wir Kaffee und plauderten über dies und jenes. Dann ging ich wieder mit den Arbeitskollegen auf einen kurzen Kaffee ins Welser „Segafredo“ oder zu „Schmöllers“.

Obwohl ich wusste, dass ich „scheiße“ aussah, und mit meiner Brille nur die Hälfte sah, war mir das eigentlich völlig egal. Mir war ja auch vor der Krankheit egal, was die Leute über mich dachten oder sprachen. Jetzt fand ich, dass diese Einstellung ein Segen war. Sie half mir. Dennoch bemerkte ich bei diesen Blicken in meine Seele, dass ich mich ein bisschen verändert hatte. Die Erfahrungen hatten mich geprägt und Vergleiche anstellen lassen, die ich bisher nicht einmal ansatzweise in Erwägung gezogen hatte. Ich wog plötzlich die Dinge anders ab und war wohl auch etwas kleinlaut geworden.

Die Abende verbrachte ich meist damit, vor dem Fernseher auf der Couch zu liegen, obwohl mich das sehr anstrengte. Die Zerstreuung empfand ich positiv und ich hörte eigentlich mehr hin als zuzusehen. Dann war da ja auch mein Augentraining mit den täglich abwechselnd verklebten Brillengläsern. Ich beschloss im Augentraining zu bleiben und musste über mich selbst lachen, wie kreativ ich mich zum schädlichen Fernsehen überredet hatte. Doch auch das war eine Art positives Denken.

Im Laufe der Tage bis zum Termin wurde mir aber auch immer klarer, dass ich „JA“ zur Strahlentherapie sage. Nur die „Chemo“ verweigerte ich weiterhin. Dann war er da, der Tag des Termins.
Mein Entschluss stand nun fest, und ich packte meine Siebensachen, um mich im Krankenhaus zu melden.
„Ja, wen haben wir denn da?“, freute sich Doktor Feichtinger über meinen Entschluss. Nach einigen Arzt- und Untersuchungsterminen klärte er mich über die weitere Vorgangsweise auf.
„Wir werden jetzt eine Maske anfertigen und sie danach fixieren, um das Bestrahlungsfeld einzuzeichnen. Das muss ganz genau erfolgen, denn die Strahlen sollen ja nur das kranke Gewebe treffen.“
Es folgte eine ziemliche Prozedur. Ich musste mit dem Gesicht nach unten liegen, dann wurde mir eine klebrige Substanz über den Kopf gestrichen. Ich fühlte mich wie am Kopf eingegipst. Es dauerte eine Weile, bis sich die Masse verfestigt hatte.
Dann kamen neunzig fade Minuten auf mich zu. Die ganze Dauer eines Fußballspiels musste ich am Bestrahlungstisch mit dem Kopf nach unten und fixiert liegen. Die Maske war über meinem Kopf und ich durfte mich nicht bewegen. So wurde an der Maske das Bestrahlungsfeld eingezeichnet. Auch auf meinem Rücken wurde gezeichnet, denn das Feld ging vom Kopf bis zum Steißbein. Es waren sechs Bestrahlungsfelder. Überdies wurden mir noch kleine Punkte am Rücken eintätowiert, um das Bestrah-

lungsfeld genau zu justieren. Diese neunzig Minuten kamen mir vor wie ein ganzer Tag. Ich wurde offenbar für alle schlechten Spiele bestraft, die ich dem Publikum abgeliefert hatte. Ich wusste jedenfalls bald nicht mehr, wie ich liegen sollte. Doch auch das ging vorbei und ich durfte mich ein wenig ausruhen.

Dann musste ich wieder in die berühmte „Röhre“. Jetzt wurde die Sache schon sehr anstrengend, denn es folgte erneut eine halbe Stunde lang bewegungslosen Liegens. Wie quälend würde wohl die Bestrahlungsprozedur sein, wenn das Vorgeplänkel schon so konditionsraubend war?

Nun wurde ich endlich auf mein Zimmer entlassen. Schon am Nachmittag sollte ich meine erste Bestrahlung bekommen.
In meinem Fünfbett-Zimmer lernte ich zwei „Mitstreiter“ kennen, die auch dem Krebs ein Schnippchen schlagen wollten. Ich war jedoch so sehr mit mir beschäftigt, dass ich mir gar nicht gemerkt hatte, gegen welche Art Krebs die beiden kämpften. Ich schämte mich fast ein wenig, sie dann nochmals zu fragen, wertete das Vergessen aber als positives Signal für mich.

„So konzentriert bist du auf dich selbst“, sagte ich zu mir und nur so würde es auch schnell wirken, glaubte ich zu wissen.

Um vier Uhr am Nachmittag musste ich in den Keller fahren. Es war also soweit. Mit gemischten Gefühlen betrat ich das Bestrahlungszimmer und meine Angst wurde immer größer. Ich legte mich auf eine Vorrichtung, die für mich vorbereitet war. Sie spannten meinen Kopf mit der Maske fest. Die nächsten Minuten durfte ich mich nicht bewegen. Dann wurde das Gerät genau nach den Zeichnungen und Tätowierungen eingestellt und der Knopf gedrückt. Die Bestrahlung dauerte fünfzehn Minuten, in denen mir wieder alles Mögliche durch den Kopf ging.
Zurück am Zimmer dachte ich über die Bestrahlung nach. Gespürt hatte ich nichts. Ich spürte auch jetzt nichts. Gesehen hatte ich nur ein rotes Licht. Doch es war unangenehm, mit dem Kopf nach unten fixiert zu sein. Immerhin: Wenn das alles war, dann war es zu ertragen.
Abends erzählte ich meiner Mutter und meiner Schwester Meki davon. Sie freuten sich mit mir, dass ich nichts gespürt hatte und es nicht schmerzhaft war. Als sie gegangen waren und ich mich wieder mit mir beschäftigte, bemerkte ich ein langsam aufkommendes schwammiges Gefühl in meinem Kopf. Es war irgendwie ungut. Wieder dachte ich positiv.
„Wenn das alles ist – mit dem schwammigen Gefühl kann ich leben. So viel schlimmer wird es schon nicht werden."
Ich schlief mit diesen guten Gedanken ein und dann auch relativ gut. Die nächste Bestrahlung stand am

Vormittag auf dem Programm, und ich ging recht gelöst und gelassen an die Sache heran.
Die Bestrahlung verlief genau so, wie die erste verlaufen war. Danach passierte aber Unglaubliches:
Ich hatte nach dem Mittagessen meine Brille abgenommen und sah zufällig zum TV-Gerät, wo gerade die „Mittags-Zeit-im Bild“ lief. Es war nicht zu fassen, meine Doppelbilder waren weg. Mit dem rechten Auge hatte ich das gleiche Bild wie mit dem linken! Da war nur noch eine ganz geringe Störung zu bemerken. Ich war vor Glück außer mir.
Am liebsten wäre ich laut jubelnd und mit geballter Faust durch das ganze Krankenhaus gelaufen, wie ich es früher nach einem Tor am Fußballfeld zelebriert hatte.

Als meine Mutter zu Besuch kam, konnte ich endlich jemandem die erfreuliche Nachricht mitteilen. Doch ich wollte sie noch ein wenig auf die Folter spannen.
„Mama, es ist etwas passiert.“
Die Arme wurde ganz blass. Jetzt nahm ich meine Brille ab.
„Schau mal“, dabei grinste ich sie an.
Sie hatte sofort verstanden und freute sich mit mir.
Das erste Erfolgserlebnis. Unbeschreiblich.

*

In der folgenden Nacht besuchte mich das schwammige Gefühl wieder in meinem Kopf, diesmal trat es jedoch stärker auf. Ich konnte nicht wirklich schlafen und musste alle zwei Stunden auf die Toilette. Aber es war nach wie vor zu ertragen und irgendwann war ich auch eingeschlafen.

„Na, wie geht es Ihnen denn?“, fragte mich Doktor Feichtinger anlässlich der Morgenvisite.
„Die gute Nachricht zuerst: Stellen Sie sich vor, meine Doppelbilder sind weg, ich sehe fast wieder normal. Und nun die schlechte Nachricht. Ich habe ein schwammiges Gefühl im Kopf und komme mir vor, als ob ich auf Watte gehen würde – und meinen Harn kann ich auch nicht so richtig halten.“
„Das ist normal. Haben Sie auch Kopfschmerzen?“
„Eigentlich nicht.“
„Gut, dann können Sie nach der Bestrahlung für das Wochenende nach Hause fahren. Aber vergessen Sie nicht“, ermahnte er mich, „Ihre Tabletten einzunehmen.“
„Was bringen mir die?“
„Sie lindern den Druck in Ihrem Kopf.“
„Na fein.“

Nach diesem Dialog war die Visite beendet und ich fühlte mich glücklich, weil ich heim durfte.
Am Nachmittag holten mich Meki und Mama gemeinsam ab. Sie brachten mich nach Hause. Obwohl

ich erst so kurze Zeit in Buchkirchen wohnte, fühlte ich mich hier wohler und heimeliger als anderswo. Wolfgang, Christa, Mama und Meki hatten recht gehabt, als sie mir diese Wohnung besorgten.
Mama blieb bei mir, um mir ein wenig zur Hand zu gehen, und ich genoss die beiden Tage ohne Bestrahlung. Mama brachte die Wohnung auf Vordermann, dazwischen tratschten wir immer wieder ein wenig. Dann gab's einen guten Nachmittagskaffee und wir machten einen kleinen Spaziergang. Anschließend ruhte ich mich ein wenig aus, schaute abends in den Fernseher und rannte außerdem ständig auf die Toilette.
Wegen dieser Toilettengänge konnte ich zwar nicht richtig schlafen, aber das Wochenende war dennoch sehr erholsam. Und immerhin war ich daheim.

Am Montag um 14 Uhr war dann wieder Schluss mit lustig. So fuhr ich in der Folge jeden Tag ins Krankenhaus zur Bestrahlung und wieder nach Hause. Nur die Nachwirkungen wurden allmählich immer schlimmer. Aber auch das war zu ertragen, im Vergleich zu den Anstrengungen, die mein Schwesterherz und Mama auf sich nahmen.
Meki kam jeden zweiten Tag nach der Arbeit aus Traun über 20 Kilometer her gefahren, um meiner Mutter zu helfen, mich zu waschen. Ich fühlte mich wie ein Kleinkind. Aber ich konnte nicht allein in die Badewanne und schon gar nicht wieder heraus. Sie

hoben mich hinein, wuschen mich und hoben mich wieder heraus. Auch sonst waren sie immer für mich da, sei es, um mir die Zeit totzuschlagen oder mir etwas ganz Spezielles zu kochen.
Mekis Freund Dietmar hatte auch einen besonderen Motivationsfaktor für mich. Er rief bei der Wiener Austria an, wo Christian Mayrleb als Profi spielte. Mit „Moarli", wie ich und die ganze Fußballwelt ihn nannten, hatte ich eine schöne Zeit als Spieler beim SV Ried verbracht. Plötzlich rief mich Moarli aus heiterem Himmel an. Meine Freude war riesig, denn er verstand es, mich zu motivieren.
Dann waren da auch noch Simone und Pedro. Das junge Paar mit den „Mega-Sun-Studios" sorgte für Sonne in meinen grauen Tagen. Sie wohnten eine Etage über mir und schauten immer kurz bei mir herein, wenn sie nach Hause kamen. Was aber viel wichtiger war: Sie gaben mir nie das Gefühl, dass ich schwer krank bin. Im Gegenteil. Sie unternahmen mit mir etwas, ohne zu fragen, ob mir das nun schadet oder so. Sie nahmen mich einfach mit nach Wels oder wir saßen am Balkon und rauchten eine gute Zigarette. Da musste ich mich einfach gesund fühlen.
Calvin kam auch öfter zu mir zu Besuch. Er war immer sehr rücksichtsvoll und zurückhaltend. Das zeigte mir seinen guten Kern. So meinte er oft: „Papa gehst du mit mir ins Kinderzimmer spielen? Es genügt, wenn du am Bett liegst und mir zuschaust."
Dazu spielte meine Mutter immer meinen Wegbe-

gleiter. Sie fiel mir in ruhigen Momenten immer wieder ein, etwa wenn ich in irgendeinem Wartezimmer saß und eine Untersuchung bevorstand. Mama war den ganzen langen Weg mit mir mitgegangen. Bei ihr wusste ich, dass sie sogar in Gedanken bei mir war. Sie war auch ein Blitzableiter für mich. Wenn es mir ganz dreckig ging, konnte ich all den Frust an ihr auslassen. Sie erwies sich dabei nicht nur als liebende Mutter, sondern vor allem auch als verständnisvoller, echter Freund. Und auch wenn der Begriff von Frau und Mutter sehr abgedroschen klingt: Wie sehr hätte ich mir derartige Eigenschaften von Petra gewünscht. Von dieser Seite kam jedoch nichts.

Nach der zweiten Woche war ich bei der dreizehnten Bestrahlung angelangt. Mein Körper zollte diesen Bestrahlungen nun schon Tribut. Ich fühlte, als tobte in mir ein ungleicher Machtkampf meines inneren Schweinhundes gegen den Krebs. Ich musste verhindern, dass der Krebs immer wieder in Führung ging. Ich fühlte mich elend. Es wurde schlimmer und schlimmer, und ich konnte mich zu fast nichts mehr aufraffen. Mit der nächsten Bestrahlung war gerade mal „Halbzeit“. Wie würde das wohl enden?

Am nächsten Tag sollte ich wieder ins Krankenhaus; am Vorabend kam Meki noch vorbei.
Meki, meine zarte und doch so starke Schwester. Sie hatte für mich einen Bestrahlungskalender entworfen

und übergab ihn mir mit einem Schuss ihres aufmunternden Humors.
„Da, Jürgen. Jetzt kannst du deine letzten fünfzehn Bestrahlungen *herunterreißen.*“
Sie hatte dieses Wort betont, wie ein Soldat, der seine letzten Tage beim Militär „herunterreißt“, oder ein Sträfling die letzten Tage vor der Entlassung aus dem Gefängnis. – Der Vergleich war wirklich treffend. Ich musste das auch „herunterreißen“ oder abbüßen.
Auf jedes Blatt hatte Meki ein Foto aus meinem Leben geklebt und einen aufmunternden Spruch dazu gesetzt.
„Tag 15. Jetzt fängt der Machtkampf an.“
„Tag 13. Du wirst es schon durchstehen.“
„Tag 7. Bald bin ich bei meinen Lieben.“
Daneben motivierten mich Fotos zum Kämpfen. Calvin, mit einem Barterl um, als er eineinhalb Jahre alt war … Calvin beim Spielen … Mama, Meki …
Sie alle waren auf den Bildern vertreten.
Calvin spielte jedoch die Hauptrolle.
Ich beschloss, nicht gleich alle Blätter auf einmal anzusehen, sondern mich täglich von jedem neuen Blatt überraschen und vor allem motivieren zu lassen.
Ich musste kämpfen, das wusste ich. Mekis Kalender würde mich dabei unterstützen.

*

Ich hatte schlecht geschlafen. Da ich wieder ins Krankenhaus musste, war ich bald in der Früh aufgestanden und wollte mit meiner Mutter frühstücken. Fünfzehn Tage Bestrahlung lagen noch vor mir. Doch ich brachte einfach keinen Bissen hinunter, als wir bei Tisch saßen.
„Probier es doch wenigstens", redete sie mir zu. Ich konnte aber nichts essen und ich wollte auch nicht. Streit wollte ich keinen vom Zaun brechen, daher ging ich einfach wieder ins Bett. Es war offenbar die Zeit gekommen, wo ich einfach nicht mehr konnte.

Die Behandlung hatte mir jede Kraft genommen. Völlig lustlos und leer interessierte mich zu diesem Zeitpunkt überhaupt nichts mehr.
„Lasst mich einfach hier liegen und für immer einschlafen!", wollte ich allen zurufen, die mich jetzt stören wollten.
Ich wollte Frieden haben mit mir und der Welt. Ich glaube, ich hatte mit meinem Leben abgeschlossen. Mir fehlte bloß die Kraft, um laut zu rufen, mich doch ein für allemal in Ruhe zu lassen.

Meine Mutter war zu meiner Nachbarin Simone gelaufen, weil sie gemerkt hatte, dass ich drauf und dran war, aufzugeben. Sie kamen beide ins Zimmer, und während Mama nichts mehr sagen konnte, sagte Simone: „Was machst du, Jürgen? Warum isst du nichts? Warum willst du nicht ins Krankenhaus?"

„Ich kann einfach nicht mehr. Ich kann nichts mehr schlucken, ich habe lauter Blasen im Mund, mir tut alles so weh und im Krankenhaus können sie mir auch nicht helfen.“
Da meine Mutter nur noch weinte, entwickelte jetzt Simone eine Art mütterliche Stärke.
„Du musst ins Krankenhaus. Der Krebs darf dich nicht besiegen! So kommst du mir nicht davon!“

Damit hatte sie wieder meine Kämpfernatur geweckt. Simone rief die Rettung und wenig später war ich eigentlich schon wieder sehr „schräg“ drauf, was meine Mutter als gutes Zeichen wertete. Ich eigentlich auch. Denn als mich die Dame bei der Anmeldung im Krankenhaus mit ihrer Art und ihrem amtlichen und umständlichen Herumgetue ziemlich aufregte, schimpfte ich wie ein Rohrspatz. Meine Mutter hielt mich ein wenig zurück. „Die kann doch nichts dafür, dass es dir nicht gut geht.“
„Sie möge mir verzeihen“, grantelte ich in mich hinein, weil es mir eigentlich völlig egal war.

Am Zimmer beruhigte ich mich dann schön langsam. Nach etwa einer Stunde, die mir wieder wie endlos vorkam, sagte mir der Oberarzt, was wir machen könnten, um meine Schmerzen zu lindern.
„Als erstes wird Ihnen die Schwester eine den Schmerz stillende Infusion geben, danach eine Zuckerlösung, damit Sie nicht austrocknen. Morgen

werden wir Ihnen dann einen Schlauch legen, um Sie künstlich zu ernähren."
Ich glaubte meinen Ohren nicht zu trauen. Der gute Oberarzt hatte ja eine ganze Menge für mich geplant. Doch das war noch lange nicht alles.
„Wegen der Blasen im Mund sollten Sie morgen in die Hygiene-Station gehen und sich einpinseln lassen. Dabei lassen Sie sich auch gleich Ihre Ohren anschauen. Dafür gibt es eine Salbe. Und mit der Bestrahlung machen wir weiter. Das ist ganz klar. Sehr wichtig ist, dass jetzt täglich Ihr Blut kontrolliert wird."

Das war ja eine ordentliche Packung. Und auch meine Mutter saß staunend da. Dann beschloss ich, diese Rallye morgen zu absolvieren, und Mama versprach, morgen wieder zu kommen. Sie würde mir beistehen. Sie blieb dann noch eine ganze Weile und lenkte mich etwas ab.

Als dann das Abendessen kam, musste ich trotz aller Schmerzen lachen. Es war wie ein gutes Kabarettstück. Ich konnte nichts essen, und da stand ein köstliches Menü. Ich konnte nichts trinken, und da stand köstlicher Tee. Es war nett gemeint, und immerhin stieg mir der Duft in die Nase.
Die folgende Nacht sollte jedoch furchtbar werden. Jede halbe Stunde fand ich mich auf der Toilette wieder. Im Bett musste ich mir den Kopfteil sehr weit

hoch stellen. Denn waagrecht konnte ich nicht im Bett liegen, weil mir dann die Säure vom Magen in den Mund lief. Das war zum Kotzen.

Ich war zwar fix und fertig, als der Morgen kam. Aber ich war irgendwie auch froh darüber.
Das Programm des Oberarztes hatte ich mir gemerkt und ich zog es auch in allen Etappen durch. So hatte ich etwas zu tun und kam auf andere Gedanken. Bis am Nachmittag waren mein Bläschen im Mund gepinselt, meine Ohren gecheckt und auch die Bestrahlung hatte ich hinter mich gebracht. Die Infusion war auch gelegt und so hing ich am Tropf als meine Mutter kam. Ihr Versuch, mich zum Essen zu überreden, schlug erneut fehl. Auch das flüssige Astronautenfutter brachte ich nicht hinter die Kehle.
Der Höhepunkt war aber noch nicht erreicht. Dreizehn Tage vor Ende der Therapie konnte ich nicht einmal mehr meinen eigenen Speichel schlucken und hatte vor jedem meiner „Schlucker“ Angst.

Mutter gab ihrerseits nicht auf, mich zum Essen und Trinken zu bewegen.
Sie erzählte mir von meiner Schwester, wie sie einmal ein Glas Milch zur Heilung trank, nachdem sie sich in die Zunge gebissen hatte. Mama ging zur Schwester und holte ein Glas Milch. Wie durch ein Wunder brachte ich die Milch hinunter. Es war auch schon höchste Zeit, dass ich irgend etwas zu mir

nahm. Da ich mit dem Gewicht bereits ziemlich am Limit war, legte mir auch der Arzt nahe, etwas zu essen.
„Sie müssen sich überwinden, sonst kommen Sie um eine längere Phase der künstlichen Ernährung nicht herum."

Ich selbst begann, meinen eigenen Kampf zu forcieren. – *„Du kannst dir nur selber helfen"*, fiel mir mein Tibeter wieder ein.

Meine Blutwerte waren auch im Keller. Wenn ich auf die Toilette musste, wagte ich es nicht, in den Spiegel zu sehen. Ich wusste, der ganze Kerl Jürgen Müller war ein Mann, der keinen Schatten werfen würde, wenn er jetzt in der Sonne stünde. Ich musste also agieren, nicht reaktionslos zusehen. Die Belastungen wären für mich nur noch dann zu ertragen, wenn ich zu mehr Kraft käme. – „Die Psyche muss auch wieder positive Schübe bekommen", dachte ich bei mir.

Am Abend rief mich Petra an und erkundigte sich nach meinem Befinden: „Darf ich dich besuchen?"
„Schöner Anblick bin ich im Moment keiner. Stelle dich darauf ein, dass du Kaiser Franz Josef besuchst", gab ich ihr ein Rätsel auf.
Mir waren durch die Bestrahlungstherapie die Barthaare so eigentümlich ausgefallen, dass ich wie der gute alte Kaiser aussah. Am Kinn war ich ohne

Haare, dafür hatte ich lange Koteletten. Eigentlich war mir zum Lachen, wenn ich mich im Spiegel sah.
„Wieso Kaiser Franz Josef?“, fragte sie.
„Du wirst schon sehen. Ich bin wirklich kein schöner Anblick. Wenn du nicht damit fertig wirst, ist es besser, nicht zu kommen. Ich brauche jetzt meine Kraft für mich alleine. Meine Akkus sind schon schwach. Das wirst du doch verstehen.“

Nach einer Stunde stand sie vor meinem Bett und fing sofort zu heulen an. Ich hatte das vorausgesehen und wurde wütend.
„Petra, ich bitte dich. Das kann ich nun jetzt wirklich nicht brauchen. Du kannst sofort wieder gehen. Dieses Geheule, ausgerechnet von dir …“
„Ich wollte dich gerne sehen und ich möchte dich sprechen“, antwortete sie. Ich glaubte ihr das nicht, ließ mich aber weichklopfen.
„Okay, gehen wir in den Aufenthaltsraum.“
Ich versuchte mir nicht anmerken zu lassen, wie schlecht es mir ging. Aber das war nun doch sehr schwierig, da ich aussah wie ein Monster und mich auch so fühlte.
Schon wenig später konnte ich jedoch feststellen, dass ihr mein Befinden ohnedies egal war. Es ging wieder einmal nur um sie. – „Das eigentliche Monster sitzt mir gegenüber“, dachte ich so beiläufig.
Wir setzten uns alleine an einen Tisch und sprachen über alles, was bisher vorgefallen war. Nachdem sie

alles losgeworden war, nützte ich die Möglichkeit, ihr jetzt einmal alles an den Kopf zu werfen. Ich tastete mich dabei vor und wollte sie so zu einer Erklärung provozieren.
„Auch du hast viele Fehler gemacht“, konterte sie.
„Du hast mir alles genommen, was mir wichtig ist, hast mich im Stich gelassen – und ich habe Fehler gemacht?“ fragte ich zurück. „Ich hätte dich so gebraucht. Wo warst du? Ich verstehe dein Verhalten mir gegenüber nicht.“
Darauf antwortete sie nicht. Dagegen war ich in Fahrt.
„Du kannst mich in all den Jahren nicht wirklich geliebt haben. So was tut man seinem schlimmsten Feind nicht an.“
Alle meine Worte gingen ins Leere.
Petra stand auf und ging. Oder besser: ich schickte sie weg. Nein, wir gingen auseinander – und ich schickte ihr meine enttäuschten Gedanken hinterher.

Wie sagte doch mein viel zu früh, im Alter von nur 45 Jahren verstorbener Vater immer zu uns: „Wenn du glaubst, es geht nichts mehr, kommt von irgendwo ein Lichtlein her.“
Das *„Lichtlein“* kam in Person meiner Mutter.

Acht Tage lagen noch vor mir, als meine Mutter mit einem besonderen Doping ins Krankenhaus kam. Sie hatte Erdäpfelgulasch gekocht. Dafür war sie berühmt. Ihr Erdäpfelgulasch lässt mich jeden Kaviar, jedes Sushi, alle Tafelspitze und Steaks der Welt vergessen. Ihr Trick funktionierte – und ich aß. Es war das beste Essen, das ich je in meinem Leben gegessen hatte. Am liebsten hätte ich noch zweimal den Teller gefüllt.

Mama hatte offenbar den Stein der Weisen entdeckt, denn am nächsten Tag dopte sie mich mit einer weiteren Lieblingsspeise. Sie servierte mir eine Gemüsesuppe, an der weder meine Augen noch mein Gaumen vorbei konnten. Nun nahm ich wieder zu. Sechs Tage noch – und ich fühlte, wie ich wieder zu Kräften kam.

Ich hatte die Suppe gegessen und Gusto auf eine Trüffeltorte. Mehr Freude konnte ich ihr gar nicht machen. Als ich als „Tüpfelchen auf dem i" erzählte, auch einen Liter Milch getrunken zu haben, strahlte sie über das ganze Gesicht.
„Was soll ich dir für morgen kochen?"
„Wie wär's mit Erdäpfelgulasch?"
„Schon wieder?"
„Immer! Ich tu mir leichter beim Essen, weil es doch eher flüssig ist. Außerdem ist bei den Bestrahlungen mein Geschmackssinn auf der Strecke geblieben. Aber beim Erdäpfelgulasch weiß ich wenigstens, wie es schmeckt."

Mutter ging daraufhin einkaufen und fuhr nach Hause, um mir einen Riesentopf Erdäpfelgulasch zu kochen.
Mittlerweile war meine Lieblingskrankenschwester ins Zimmer gekommen.
„Eure Majestät, darf ich Euch rasieren?"
Endlich ging es meinem Kaiser-Franzl-Bart an den Kragen. Es kitzelte wie bei meiner allerersten Rasur und ich musste lachen wie schon lange nicht mehr. Danach schossen wir mein erstes Foto im neuen Outfit ohne Bart, dafür mit Shorts und Brillen, die nicht verklebt waren.
Wir amüsierten uns kurz aber köstlich. Dabei konnte ich die Härte der letzten Monate etwas verdrängen. Diese Momente gaben mir Kraft und bestätigten mich: *Ich bin stärker!*

Am Abend besuchte mich meine Kollegin Erika von WT 1. Wir setzten uns in die Empfangshalle und ich inhalierte die Straßenluft, die von draußen hereinkam, während wir plauderten. Erika war auch ein Mensch, der es schaffte, mit mir über alles Mögliche zu reden, nur nicht über meine Krankheit. Das war angenehm und ich fühlte mich plötzlich mitten im Leben.

Nur noch fünf Bestrahlungstage, und es ging mir nun doch um einiges besser. Daher wollte ich am Wochenende unbedingt nach Hause. Meine Mutter, die

sich mittlerweile zum Verbündeten von Dr. Feichtinger gemacht hatte, war davon, genau so wie der Doktor, nicht angetan.
„Sie haben nach diesem Wochenende nur noch vier Bestrahlungen, es wäre vernünftiger im Krankenhaus zu bleiben“, argumentierte der Arzt. „Ihre Blutwerte sind ja nicht gerade beeindruckend und im Krankenhaus können wir sofort reagieren, wenn etwas nicht stimmt.“
„Doc, in meinem kleinen Reich daheim kann ich die Bestrahlungsbelastung sicher besser verarbeiten. Außerdem will ich jetzt einmal weg von all den kranken Menschen.“
„Sie sind ein sturer Kerl. Na, meinetwegen.“
Dr. Feichtinger verlangte nur noch, dass ich die Bestrahlung absolvierte, dann durfte ich über das Wochenende nach Hause. Der Schwester gegenüber kündigte ich an, zu meiner letzten Bestrahlung eine Torte mitzunehmen.
„Zur Feier des Tages oder des halben Jahres.“
Dann holte mich Mama ab und wir fuhren in Richtung Buchkirchen.
Ich kam mir vor wie ein kleines Kind am letzten Adventsonntag vor dem heiligen Abend. Für mich war es das letzte Wochenende, dem noch einmal Bestrahlungen folgen sollten.
Ich genoss diese Stunden, die Sommersonne, die Natur und die Freiheit. Die Freiheit von einer Geißel, die Krebs heißt.

Als ich so da lag und in die Sonne blinzelte, wusste ich, dass ich es schaffen würde. Mein körperlicher Zustand war nicht der beste und ich musste mich noch in Geduld üben. Aber meine Psyche durchlebte Höhenflüge wie nach einem mehrwöchigen Aufbau-Trainingslager. Ich würde künftig mit allem bewusster umgehen, nahm ich mir vor.

Der Countdown schien jetzt plötzlich zu meinem Vorteil zu laufen. Noch vier Tage Bestrahlungen. Ich verglich sie mit vier Minuten Nachspielzeit. Ich motivierte mich nun auch am absehbaren Ende meiner Behandlung. Mein Tibeter erschien mir in meinen Gedanken und befahl mir, mein positives Denken weiter zu forcieren. Ich sah die geistige Matchuhr und ich war erstmals gegen den Krebs in Führung gegangen.
„*Diesen Sieg muss ich nach Hause spielen!*“, prägte ich mir ein.

In der vorletzten Minute meiner ”Nachspielzeit“, also am vorletzten Behandlungstag, hatte ich mein Abschlussgespräch mit Herrn Doktor Feichtinger. Er lobte mich für meinen zähen Kampf und er motivierte mich. „Sie waren tapfer. Dafür können Sie jetzt wieder alles tun, was Ihnen gut tut. Machen Sie jetzt einmal Urlaub, spannen Sie aus. Kommen Sie zur Ruhe. Erst dann sollten Sie sich neue Ziele stecken. Die Welt steht Ihnen offen.“

„Und wie sieht's mit Sex, Arbeit und Autofahren aus?"
„Sie können alles machen, solange Sie sich dabei wohl fühlen."
„Beim Sex fühle ich mich immer wohl."
„Warten Sie's ab. Autofahren würde ich an Ihrer Stelle erst, wenn ich mir ganz sicher bin. Mit der Arbeit wird es noch einige Zeit dauern."
„Und was ist mit dem Alkohol?"
„Wenn Sie den trinken, sollten Sie einen Sturzhelm aufsetzen", lachte er.

Als wir uns per Handschlag verabschiedeten, versuchte ich, diesen kräftig ausfallen zu lassen. Ich bedankte mich bei ihm, dass er mich zur Therapie so geduldig überredet hatte, Er gab mir die letzten Anordnungen: „Nächste Woche kommen Sie noch zweimal zur Blutkontrolle."
Meine Werte waren immer noch schlecht.

Als ich mich in der Tür noch einmal zu Dr. Feichtinger umdrehte meinte er:
„Wenn Sie mit zwei Jahren rechnen, um wieder in den normalen Lebensrhythmus zu finden, dann wird das ungefähr hinkommen."

V

Comeback ins Leben

An diesem letzten Tag der Bestrahlungen hatte ich es nach dem Abschlussgespräch mit Dr. Feichtinger plötzlich nicht mehr so eilig, aus dem Krankenhaus zu kommen. Mir fiel wieder der Fußball ein. Ich lag vergleichsweise mit einigen Toren in Führung und konnte es mir jetzt erlauben, eine ruhige Kugel zu schieben.

Ich genoss es, mich langsam zum Ausgang zu bewegen und verabschiedete mich bei allen mir bekannten Gesichtern. – Ich vermied es jedoch *„Auf Wiedersehen"* zu sagen.

Auf dem Weg durch die Gänge ließ ich die sieben Monate Revue passieren. All die Menschen, die mir halfen, traten nun vor mein geistiges Auge. Jeder für sich hatte in meinem Überlebenspuzzle seinen Stein. Manche waren größer, manche kleiner. Aber jeder war wichtig. Sogar mein Teddy hatte sein Steinchen. An wen sonst hätte ich mich anhalten können, wenn niemand da war.

Dabei fiel mir Petra ein. Ich beschloss ihr zu verzeihen, um zur Ruhe zu kommen, so wie es der Arzt mir empfohlen hatte. Außerdem war da ja noch Calvin, der nicht unter einem angespannten Verhältnis leiden sollte. Ich freute mich auf ihn und nahm mir vor, ihn bald zu besuchen.

Das Puzzle meines Krankheitsbildes war also fertig, auch wenn ich oft am Verzweifeln war und es gedanklich am liebsten ins Eck geschleudert hätte. Es war komplett, und ich hatte es geschafft. Ich suchte in Gedanken das Motiv für das Puzzle. Da war nichts. Da war kein Krankheitsbild mehr.

Durch meinen Kopf rasten nun die Gedanken.
Alles erschien nun positiv und sich in Wohlgefallen aufzulösen. Ich wusste aber auch, dass es immer weiter ging und ich auf mich achten müsse. Aber heute war das kein Thema mehr.

Dann ging ich ins Freie. Es war Sommer, und der August stand vor der Tür. Mir fiel der trübe kalte Jännertag ein, als ich mit Calvin spielte und den ersten Schwindelanfall hatte. Was war von damals bis heute alles passiert?
Als ich nun um die Ecke bog, trat ich aus dem kühlen Schatten in die sommerlich warme Sonne. Meine Mutter und meine Schwester Meki eilten herbei, um mich in die Arme zu schließen. Wir drückten und freuten uns. Dann gingen wir und keiner sagte in diesem Moment etwas. Bis auf weiteres hatten sich die Bestrahlungen für mich erledigt.

Ich war glücklich und wieder zuhause. Sofort begann ich mit dem Schmieden von „Offensiv-Plänen“. In zwei Monaten wollte ich wieder ganz der alte Jürgen sein.
„Das Wörtchen ‚*Geht nicht*‘, gibt es nicht“, sagte ich mir. Ich glaubte an mich und wollte um jeden Millimeter kämpfen, der mich nach vorne brachte.

Leider war die Geduld nie eine meiner Stärken. Das wusste ich mittlerweile auch und immer dann, wenn mich Tiefpunkte wieder einbremsten. Ich beobachtete mich aber ganz genau und stellte bald fest, dass die Rückschläge nie so arg waren wie noch vor wenigen Wochen. Die Dinge liefen immer besser, von gut konnte aber noch keine Rede sein.
Dann packte mich Meki in ihr Auto und ein sehr angenehmer Teil meiner Genesung sollte beginnen.

*

Unser Ziel war Großarl im Salzburger Land. Die dortige Pension Dorfer gehört meiner Tante. Auf der Hinfahrt fiel mir mein Vater ein. Als ich ein kleiner Bub war, sind wir gerne hingefahren. Ich durfte früher dort Dinge machen, von denen ein Stadtkind nur träumen konnte.
Auch diesmal genoss ich es, bei Tante Renate zu sein. Hier konnte ich viel nachdenken und dem guten Rat des Doktor Feichtinger nachkommen: „Kommen Sie zur Ruhe …!"
Auf der Sonnenbank vor dem Haus ließ ich mein Leben Revue passieren.
Ich erreichte mein Ziel, Fußballer zu werden und spielte schon mit 14 Jahren in der zweiten Landesliga. Mit sechzehn holte mich der SK VÖEST Linz und mein Vater war mein erster Manager, der den Vertrag unterschrieb, auf den ich so stolz war.
Mit achtzehn spielte ich in der höchsten Spielklasse mein erstes Match – und dieses gleich gegen die Wiener Austria.
Bis hierher, bis auf den grünen Rasen, verlief mein Leben wie ein Traum.
Doch privat gab es nicht immer soviel Positives.

Mir fiel mein erstes schlimmes Erlebnis ein, das ich bis dahin nie richtig verarbeitet hatte. Ich war neun Jahre alt. Heinz, Wolfgang, Meki und ich waren damals bei unserer Oma und Onkel Hans zu Besuch. Oma und Wolfgang diskutierten recht angeregt, als

Onkel Hans dazukam. Er hatte damals einen schlechten Tag und bedrohte Wolfgang mit dem Rauswurf.
„In meinem Haus schreist du nicht herum“, höre ich den Onkel noch heute sagen. Mein Bruder war in einem Alter, in dem er sich auch nicht mehr alles sagen ließ.
„Dann hau mich halt hinaus!“, war seine Antwort.
Das war zuviel. Schon flog Wolfgang über die Fliesentreppe und rührte sich, unten vor der Eingangstüre liegend, nicht mehr. Onkel Hans trat in seiner Wut noch immer auf ihn ein, obwohl Wolfi schon ganz blau im Gesicht angelaufen war. Dann schrie er uns auch an und meinte, wir sollen uns wegscheren.
Ich werde das nie vergessen. Dieses Erlebnis ist heute noch in meinen Erinnerungen gespeichert.

Ich dachte an diesem Tag weiter über mein Leben nach. Mir fiel ein, wie Oma starb, als ich zwölf Jahre alt war. Sie starb an einem Gehirnschlag.
Der größte Tiefschlag war aber wohl der Tod meines Vaters. Ich war gerade ein halbes Jahr beim SK VÖEST und war dabei, als er umfiel. Er kam nicht mehr zu sich. Ich war damals sechzehn und weiß noch, wie ich mit Meki von ihm im Krankenhaus Abschied genommen habe. Er lag da, als schliefe er, aber er erwachte nicht mehr.

Nach diesem furchtbaren Schlag fing ich zu rauchen an und ich betrank mich ziemlich oft. Mir war plötz-

lich alles so egal geworden und ich dachte sogar daran, die Fußballerlaufbahn zu beenden. Auch damals stand mir meine Mutter bei. Sie überredete mich, beim SK VÖEST zu bleiben und schaffte dies mit einer psychologischen Waffe:
„Es war doch der Wunsch von Papa, dass du dort spielst. Sonst hätte er nie den Vertrag für dich dort unterschrieben!"
Das hatte Hand und Fuß, und so blieb ich dann doch beim Fußball.

In meine Reise durch die Vergangenheit platzte auf einmal Meki herein. Ich nahm sie gleich mit auf meine Zeitreise und wir plauderten im Garten von Tante Renate in Großarl noch lange über unsere Kindheit. Beide empfanden wir es als sehr gut, einmal die Vergangenheit zu beleuchten. Ohne sie gibt's keine Zukunft. Wann hatten wir das jemals vorher getan?

An diesem Abend lag ich noch lange wach. Ich zog eine Art Schlussstrich unter meine Gedanken des Tages. Ich beschloss, Energie aus den Erfahrungen der Vergangenheit abzuleiten, da ich sie in meine Zukunft investieren müsse. Es gab genug Erkenntnisse, auf die man bauen konnte.

Nach einem Tief kommt immer ein Hoch.

So dachte ich in dieser Nacht und beschloss für mich, dass es Zeit würde, das Hoch hereinzulassen.
Ich wollte möglicherweise noch besser sein als vor meinem Schicksalsschlag mit der Krebserkrankung. Sobald ich dies fertig gedacht hatte, ertappte ich mich beim Schmunzeln.

Die darauf folgenden Tage in Großarl waren ein abwechslungsreicher Genuss für mich. Doch der Müßiggang, das Nichtstun, begann jetzt schon in mir zu nagen. Ich wollte nach Hause, um etwas zu tun. Da war sie wieder, meine Ungeduld.

Meine Tante verstand es, als ich ihr erklärte, dass ich für neue Taten bereit sei und deshalb nach Hause wolle. Sie verstand das und Meki unterstützte mich sogar dabei. Meine Klasse-Schwester!

Als erstes informierte ich daheim meine Mutter:
„Danke, Mama. Du brauchst jetzt nicht mehr bei mir zu wohnen, ich muss jetzt alleine weiterkommen."
Sie verstand es nicht wirklich und war enttäuscht. Aber wie immer akzeptierte sie meine Entscheidungen. Sie war immer eine Frau mit Klasse und Herzenswärme und immens viel Liebe, aber das konnte für mich manchmal sogar zum Hindernis werden. Ich wusste, dass sie mir von allen möglichen Vorhaben abraten würde. Aber ich wollte meine Grenzen alleine ausreizen.

Es klang von mir furchtbar undankbar Mama gegenüber, als ich ihr all das sagte. Sie muss verletzt gewesen sein. Aber sie respektierte meine Wünsche, was ich ihr hoch anrechnete.

*

Es galt für mich jetzt, den richtigen Weg zurück ins Leben zu finden. Dabei befand ich mich schon wieder dort, auf dem Weg.
Ich wusste, dass vor mir viele Menschen eine schlimme Krankheit besiegt haben. Dennoch zerfließen sie in Selbstmitleid, und man hat nicht selten den Eindruck, sie wären unglücklich, die Krankheit überstanden zu haben. Sie kommen einfach mit den geänderten Umständen nicht zurecht.

Hier kommt immer wieder der viel zitierte „innere Schweinehund" ins Spiel des Lebens. Ich war nun jedenfalls zur Erkenntnis gekommen, dass jeder Kampf, auch der um kleine, scheinbar unbedeutende Dinge, lohnt und prägt.

Sich selbst zu bekriegen ist der schwerste Krieg,
sich selbst zu besiegen ist der schönste Sieg!

Diesen Merksatz prägte ich mir ein. Schließlich standen auch mir weiterhin unschöne Dinge bevor. Denn da war noch die bevorstehende Scheidung und die damit verbundenen Auseinandersetzungen mit Petra.

Was meine Interessen auf eine Wiederaufnahme der Arbeit anbelangte, verlegte ich mich wieder auf eine Weisheit:

Steter Tropfen höhlt den Stein.

Ich begann also nun damit, immer wieder kurz in meiner Arbeitsstelle in Wels aufzutauchen. Nicht für sehr lange, aber immer ein wenig länger und immer regelmäßiger.
Als mein Kollege Elmar einen Termin in Wien hatte und mich fragte, ihn zu begleiten, saß ich schon im Auto, als er noch nach dem Schlüssel kramte. Ich wusste, dass es anstrengend werden würde, aber ich wollte unbedingt mit. Endlich hatte ich das Gefühl, wieder zur Welt der „Gesunden" zu gehören.

Zur Welt der „Gesunden"!

Auch wenn diese Welt den wirklich Gesunden noch so „krank" erscheint.

Als wir aus Wien zurückkamen, war ich konditionell nach dem langen Tag am Ende. Aber ich war wieder dabei. Ich hatte eine weitere meiner Grenzen ausgereizt und schlief an diesem Tag wirklich zufrieden ein.

*

Zwei Monate später las ich von einer Benefizveranstaltung der Mannschaft der SV Josko Ried und einiger anderer oberösterreichischer Sportler. Die Veranstaltung sollte einem kleinen Jungen helfen. David war an einem Gehirntumor erkrankt, der nur in Amerika operiert werden konnte. Ich wollte unbedingt zu diesem Event. Meki holte mich ab und wir fuhren beide nach Linz-Kleinmünchen.
In der Halle der Sporthauptschule waren ein Fußball- und ein Handballspiel angesetzt, dessen Reinerlös David zukommen sollte.
Dort entdeckte mich der Redakteur der Rieder Rundschau, der mich noch von meinem Engagement beim SV Ried kannte, mich aber seither nicht mehr gesehen hatte.
„Wie schaust denn du aus, hast du gestern gesoffen?"
„Nein, ich bin da, weil ich weiß, wie es dem kleinen David gehen muss."
„Im Ernst? Wie kannst du das wissen?"
„Weil ich das selbst mitgemacht habe. Nur habe ich die Operation gerade hinter mir."
„Mach keinen Schmäh. Das ist nicht dein Ernst!"
Darauf nahm ich meine Baseball-Kappe ab. Der Journalist wurde bleich im Gesicht. Es war ihm peinlich, während ich mich amüsierte. Wir unterhielten uns dann noch eine ganze Weile über meine Erlebnisse. Und Heinz Moser schrieb einen tollen Bericht in der „Rieder Rundschau".

Die Veranstaltung fand ich großartig und vor allem gefiel mir, dass sich Sportler dafür zur Verfügung gestellt hatten.
Ich hatte erneut ein schönes Erlebnis gehabt, doch wieder folgte dem eine böse Zeit für mich.

Die Scheidung lastete auf mir. Das tat auch meinem Genesungsprozess nicht gut. Außerdem wusch Petra Wäsche, die gar nicht gewaschen werden musste.
Ich beschloss, den Mantel des Schweigens darüber zu hüllen.

Als die Scheidung ausgesprochen war, bemühte ich zuerst, den positiven Aspekt daraus zu gewinnen. Ich hatte gleich die passenden Ziele definiert. Die seelischen und nervlichen Belastungen, die mir Petra bereitet hatte, mussten ja jetzt ein Ende haben, mein Kopf musste sich davon freischaufeln. So konnte ich mich mehr um Calvin kümmern und meinen Genesungsprozess voranschreiten lassen. Ein gutes Gewissen ist ja auch ein sanftes Ruhekissen – und das konnte dem Heilungsprozess nur gut tun.

So vergingen die Wochen und es ging aufwärts. Im Jänner 2001 war ich beinahe täglich am Arbeitsplatz anzutreffen.
Vier Monate nach meiner Bestrahlungstherapie was das eine kleine Sensation. Zwar wurde ich immer sehr schnell müde, auch die Koordination machte mir

nach wie vor Probleme, aber von Tag zu Tag spürte ich Besserung.
Als mich am 10. Februar mein Chef Dieter fragte, ob ich im März nach Klagenfurt gehen möchte, um dort den Fernsehsender KT 1 aufzubauen, machte mein Herz einen Luftsprung. Dieter hielt mich für fit genug, mir diese Verantwortung zu übertragen. Das motivierte mich. An Ärzte oder Einwände dachte ich in diesem Moment nicht.

Ich überlegte auch gar nicht lange und ging nach Kärnten, um zwölf Monate nach der Diagnose, acht Monate nach der Operation und vier Monate nach der letzten Bestrahlung als Verkaufsleiter für KT 1 im Berufsleben ein echtes Comeback zu feiern. – Das hatte vor mir noch keiner geschafft.

Ich wohnte in Pörtschach am Berg, mit herrlichem Blick auf den Wörthersee, und es ging mir gut.
Die Arbeit nahm mich voll in Anspruch. Den Krebs hatte ich eigentlich schon vergessen.
Bis etwas geschah, das mich wieder in die Realität zurückholte.
Ich unterhielt mich beim Werbefest der „Antenne Klagenfurt“ als Repräsentant von KT 1 mit einigen Kunden, als mir mit einem Mal „schwummrig“ wurde. Plötzlich konnte ich den Lärm und die Bühnenspots nicht mehr aushalten, das Gehen fiel mir schwer, ich glaubte auch zu schwanken.

Ich fuhr vom Fest weg. Es war nach Mitternacht, als ich durch Klagenfurt unterwegs war. Plötzlich verspürte ich den Drang, auf die Toilette zu gehen. Es war wie vor wenigen Monaten im Krankenhaus. Mein Bedürfnis wurde immer dringender. Ich wollte aus der Stadt hinaus, aber das ging nicht mehr. Also fuhr ich an den Straßenrand, um rasch aus dem Auto zu springen und meine Notdurft zu verrichten. Als mein Wagen zum Stillstand kam, war es allerdings längst zu spät. Ich hatte mich von oben bis unten angepisst und saß in meinem eigenen Urin.

Völlig demoralisiert kamen mir die Tränen. Ich schämte mich. War das eine Warnung oder schon der erste Rückschlag? Pisse ich mich künftig unkontrolliert an? Kann ich so überhaupt noch in die Gesellschaft? Ich reinigte so gut es ging meinen Autositz, fuhr nach Hause und verschwand sofort unter der Dusche. Dann setzte ich mich auf den Balkon und versuchte, diesen Rückschlag zu verarbeiten.

War ich dem neuen Job wirklich gewachsen?

Zahllose Fragen gingen mir durch den Kopf. Aber letztlich siegte wieder mein Kampfgeist. Ich machte weiter, fuhr jedes Wochenende heim nach Wels, obwohl das nicht immer lustig war. Vor allem die Fahrt durch die vielen Tunnels bedeutete immer wieder einen Horror für mich.

Dennoch benötigte ich weitere vier Monate, um endlich einzusehen, wie gefährlich diese endlosen Wochenendreisen von Klagenfurt nach Wels und wieder nach Klagenfurt, die Berge voll Arbeit während der Woche, der Stress und die vielen Termine für mich waren.

Endlich kam ich zu einer Erkenntnis.

Es durfte doch nicht sein, dass ich zuerst den Krebs besiege, um mich anschließend mit dem Auto oder der Arbeit umzubringen.

Ich glaube, dass dies nach längerem allzu sorglosem Umgang mit meiner Gesundheit ein überaus vernünftiger Gedanke war …

*

Mein Chef Dieter verstand diesen Schritt bei unserer Aussprache in Wels sofort.
„Es ist wohl besser, du gehst es etwas langsamer an", schloss er unser dreistündiges Gespräch, das aber wohl eher eines unter Freunden war als eines zwischen Chef und Mitarbeiter.
Wir vereinbarten, dass ich diesen Monat in Klagenfurt noch abschließe, mittlerweile könne er die Weichenstellungen für die Zukunft in Kärnten vornehmen.

Ich fühlte mich erleichtert und freute mich auf das Wochenende, das in meinem Leben wieder eine entscheidende Veränderung bringen sollte.

Agnes lief mir im wahrsten Sinn des Wortes über den Weg. Wir hatten uns schon einmal gesehen. Aber diesmal war es anders. Diesmal hatte ich wohl auch sensiblere Antennen.
Agnes kannte meine Krankheit und sie sah daran keine Veranlassung, mich wie einen Kranken zu behandeln. Wir hatten uns an diesem Wochenende zufällig getroffen und redeten viel miteinander.

Mit ihrem bezaubernden Wesen schaffte sie auf Anhieb den Zugang zu meinem Herzen, dass seit den Enttäuschungen mit Petra fest verschlossen schien.
An diesem ersten Wochenende fuhren wir nach Gmunden und gingen dort spazieren.

Dort sollte eine meiner Weisheiten erneute Bestätigung finden.

Es gibt nichts Schlechtes, das nicht auch etwas Gutes hat…

Diesmal waren meine Koordinationsprobleme dem Aufbau der Beziehung hilfreich. Agnes erkannte meine unrunden Bewegungen. Sie nahm mich vorsorglich bei der Hand und ich schien wie ein Teenager neben ihr herzuschweben. Anschließend gingen wir mit Freunden ins Kino, und so verging der erste mit vielen schönen und tiefsinnigen Gefühlen beladene Sonntag.

Am Abend fuhr ich auf „Wolke Sieben" nach Klagenfurt; doch am Montag dauerten die Arbeitsstunden gefühlsmäßig länger als sonst. Abends saß ich auf meinem Balkon und genoss die Aussicht auf den Wörthersee. Wir tauschten endlose SMS-Botschaften aus und ich gestand ihr darin, dass ich in sie verliebt sei und sie ein „Wahnsinns-Mensch" für mich ist.

Agnes ging das alles ein bisschen zu schnell, ich war also wieder einmal zu ungeduldig. Doch ich war mittlerweile auch geschult, mich in Geduld zu üben. Das tat ich jetzt. Ich schrieb ihr, dass sie soviel Zeit habe wie sie braucht – wenn sie sich nur für mich entscheide.

Insgeheim hoffte ich, sie schon möglichst bald wieder zu sehen. Der Kalender half mir dabei. Donnerstag war ein Feiertag, und ich saß schon am Mittwoch wieder im Auto nach Wels, wo ich mich als erstes mit Agnes traf.
Trotz aller Zeitzugeständnisse hatte ich sie überrumpelt, aber sie freute sich auch. Das zeigte mir an, dass auch sie sich in mich verliebt hatte. Ich konnte es nicht fassen. Liebe war das Letzte, an das ich in meinem Zustand gedacht hatte.
Doch Liebe war wohl auch das Beste, das mir jetzt passieren konnte.

VI

Die Feinmechanik

Mein Kampf gegen Koordinations- und Nervenprobleme

Ich war am Monatsende wieder nach Wels übersiedelt und alles lief hier bestens für mich. Besser als je erwartet, würde ich sagen.
Calvin verstand sich mit Agnes auf Anhieb und wir waren, so oft es uns möglich war, zusammen. Agnes hatte ihn schnell ins Herz geschlossen, und auch das tat mir gut.
Natürlich waren meine körperlichen Probleme längst noch nicht aus der Welt. Übelkeit und Brechreiz machten mir öfter zu schaffen. Als der Tag für die Nachuntersuchung kam, wurde ich leicht gereizt und nervös.
„Soll ich dich begleiten?"
„Nein, Agnes. Das muss ich alleine machen. Da kannst du mir nicht helfen."
„Wirklich nicht?"
„Danke. Aber es freut mich irrsinnig, dass ich dich an meiner Seite weiß. Du kannst dir gar nicht vorstellen, wie wichtig mir das ist."

Nach der Untersuchung wollte man mich gleich wieder aus dem Krankenhaus nach Hause schicken.

Doch so einfach machte ich es den Freunden nicht. Ich blieb stur und beharrte darauf, dass ich erst gehe, nachdem ich erfahren hatte, ob alles passt.
Später kam dann eine Ärztin zu mir.
„Herr Müller, es sieht alles sehr schön aus. Sie können zufrieden sein und beruhigt nach Hause fahren."
Ich glaube, dass auf der Hohen Warte in Wien der Seismograf angeschlagen hat, so ein Stein fiel mir in diesem Moment vom Herzen.
„Sagen Sie mir bitte noch, was es mit meinem Brechreiz und den Koordinationsschwierigkeiten auf sich hat. Wie lange dauert das. Hört das denn nie auf?"
„Die Brechreize werden mit der Zeit weniger und schließlich ganz zurückgehen. Aber mit den Koordinationsschwierigkeiten werden Sie wohl leben müssen."
Bumm! – Wieder so ein Tiefschlag.
Ich informierte meine Mutter und Agnes, dass im Prinzip alles in Ordnung gewesen ist.
Doch ich war traurig. Eines meiner Ziele war geplatzt. Fußball würde ich wohl nie mehr spielen können.
Am Abend versuchte mich Agnes zu trösten. Wir beschlossen, am Wochenende einen Ausflug zu machen. Meine Tante in Großarl sollte das Ziel sein. Ich wollte ihr Agnes vorstellen.
Schon um fünf Uhr in der Früh waren wir losgefahren und saßen schon zum Frühstück in Tante Renates gemütlicher Salzburger Stube.

Ich überraschte Agnes während des Frühstücks:
„Gleich nachher fahren wir zur Liechtensteinklamm. Dort werde ich meine Koordinationsprobleme besiegen!“
Agnes schaute mich aus ihren wunderschönen rehbraunen Augen ganz verwundert an. Doch sie reagierte cool: „Okay. Ich bin dabei.“
Als wir dort angekommen waren, war mir ganz schön mulmig zumute.
In mir tobte wieder der Kampf. Schaff ich das? Ich schaffe das nie. Soll ich der Ärztin Recht geben?
Aber auch mein Tibeter fiel mir wieder ein.

„Den Weg kannst nur du selber gehen.“

Wenn ich mich auch ein wenig zittrig fühlte, mein Kampfgeist und mein Wille standen auf „Vollbetrieb“. Psychisch war ich ja die längste Zeit wieder unter voller Power unterwegs. Mein Körper hinkte jedoch ein bisschen hinterher.
„Ich komme da hinauf – und wenn ich auf allen Vieren hinaufrobben muss!“
Agnes verhielt sich bei diesem Aufstieg sensationell. Sie machte sich Sorgen, zeigte mir das aber nicht. Als wir nicht mehr Hand in Hand gehen konnten, ging sie sichernd hinter mir. Schritt für Schritt zog ich mich an den Seilen nach oben. Die vorbeikommenden Leute mussten glauben, ich sei von einem anderen Stern. Das aber war mir völlig egal.

„Ich muss da hinauf."

Als wir die letzte Steigung hinter uns hatten, musste ich kurz pausieren. Es waren nur noch 100 Meter zum Schleierfall. Ich sprach laut mit mir:
„Koste es, was es wolle, dort muss ich hin."
„Dann geh doch", spornte mich Agnes noch lauter an.

Ich konnte und durfte nicht nach unten schauen, deshalb blickte ich immer seitlich in die Wand hinein und vermied es, in die Tiefe zu blicken, wo das Wasser toste. Mein einziges Sicherheitsnetz war Agnes. Es war gut, sie hinter mir zu wissen.
Als wir auch dieses letzte Stück geschafft hatten, fühlte ich meinen Körper als leere Hülle. Doch es überkam mich auch ein unbeschreibliches Glücksgefühl. Wir standen vor dem Wasserfall und umarmten uns. Ich brach vor Freude in Tränen aus und heulte wie ein kleiner Junge.
Doch diese Tränen hatten erstmals seit langem keinen bitteren Beigeschmack.
„Mir soll ja niemand mehr sagen, was ich schaffen kann und was nicht. Mir soll ja niemand mehr sagen, dass mein Körper nicht mehr so sein kann wie früher!", hatte ich allen medizinischen Weisheiten den Kampf angesagt – und sie sogar widerlegt.

Nach einer halben Stunde nahmen wir den Abstieg in Angriff.

„Abstieg" war ein Wort, das ich als Fußballer aus meinem Vokabular gestrichen hatte. Diesmal aber empfand ich den Begriff positiv. Als wir nämlich zur steilsten Stelle gekommen waren, konnte ich es kaum fassen.
„Da bin ich herauf gegangen?"
„Doch, Jürgen. Sensationell, was?"
„Und wie!"
Wir lachten, doch dieses Lachen sollte mir schnell wieder vergehen.
Der Abstieg war doch nicht so einfach. Es war steil. Die Holztreppe war von den feinen Wasserfontänen glitschig. Doch das größte Problem war, dass ich nicht nach unten sehen konnte. Wenn ich das versuchte, verlor ich mein Gefühl in den Beinen und Füßen. Bald wusste ich nicht mehr, wohin ich steigen sollte. Angst kam in mir hoch. Agnes stand mir bei und gemeinsam schafften wir den Abstieg verletzungsfrei.
Glücklich aber auch ziemlich fertig kamen wir zum Ausgangspunkt unseres Erlebnisses und beschlossen, uns einen „Liechtensteinklamm-Hut" zu kaufen.

Am Rückweg zu Tante Renate rückte Agnes dann mit ihrer Sichtweise unserer Klamm-Besteigung heraus.
„Ich hätte dich sowieso nicht von dem Vorhaben abhalten können, du Sturschädel! Aber Sorgen habe ich mir gemacht. Ich hab halt einfach geschaut, dass du nirgends hinunterfällst."

„Du bist ein sensationelles Mädel."
Das Klamm-Erlebnis sorgte für Motivation. Ich wollte mir in dieser Hinsicht jetzt nichts mehr dreinreden lassen.

Mit meinem Privatleben ging es fortan steil bergauf. Ich konnte mich nun meiner Familie widmen, tauchte immer wieder mal bei Mama, Wolfgang und Christa, Heinz und Brigitte oder Meki und Dietmar auf. Agnes war an meiner Seite.

Calvin war ein Mittelpunkt in meinem Leben, dem ein weiterer folgen sollte.

VII

Ein neuer Weg

Am 24. November 2002 kam unsere Tochter Noemi zur Welt. Die Geburt verlangte Agnes alles ab, dauerte 22 Stunden. Als wir aber dann unsere *„Zaubermaus"* in den Armen hielten, war das Glück für Agnes und mich unbeschreiblich.
Mir war jetzt wieder bewusst, gesiegt zu haben. Denn zuvor war ich nicht sicher gewesen, ob ich wegen der Bestrahlungen überhaupt noch zeugungsfähig sei.
Erneut hatte ein positives Element „in mir gezündet" – und das Ergebnis: das hübscheste Mädchen des Universums: *Noemi.*

Dank Agnes und der vorangegangen Erfahrungen schätze ich heute Glück und Schicksal ganz anders ein. Ich wäge anders ab, bin nachdenklicher geworden.
Meine Ziele sind definiert. Agnes, Noemi, Carina, Calvin begleiten mich auf dem schönsten Weg, den ich in den 35 Jahren meines Lebens gegangen bin.
Es werden auch wieder andere Zeiten kommen. Das ist mir klar. – Deshalb denke ich an meinen Tibeter und an meine Erkenntnisse.

Genieße jeden Tag, als wäre es der letzte.

Ich praktiziere das mit meinen Lieben daheim, ich lebe danach auch im Büro – und ich spiele sogar wieder Fußball. Mein Freund Jürgen Werner meint: „Viel besser als vorher. Nicht mehr so ungestüm."
Na ja, vielleicht hat er ja recht, wenngleich seine Schmähs den wohl *längsten Bart der Welt* haben …

Ich lerne im Laufe der Zeit immer besser mit meinen Problemen umzugehen. Nur die Geduld habe ich nach wie vor nicht im Griff. Es geht mir immer alles zu langsam, und oft fällt mir mein Fußballtrainer ein, der bei Abwehrattacken rief:
„Langsam, Jürgen! Langsam!"
Ich mache heute fast wieder alles, auch wenn ich danach Schmerzen habe. Doch das sind die geilsten Schmerzen, die es gibt.

Angst überkommt mich immer dann, wenn eine Nachuntersuchung ansteht. Oder ist es Respekt? Ich verspüre dann immer einen gewissen Druck in der Magengegend und Unsicherheit nagt in mir.
„Wird ein neuer Tumor festgestellt?"
„Stimmt etwas mit meinen Werten nicht?"
Zwei bis drei Tage im Jahr habe ich dieses Gefühl. Wenngleich ich spüre, dass ich geheilt bin, ist der Respekt da. Respekt? Ein Begriff, den ich vor meiner Krebserkrankung eigentlich kaum in Betracht gezogen habe. Diesen Begriff lebe ich erst, seit ich festgestellt habe, wie klein man doch in Wahrheit ist.

Oder ist es Angst, die ich vor diesen Untersuchungen habe?
Ich habe gelernt zuzugeben, dass ich oft Angst habe. Auch dieses Bekenntnis wäre mir früher nie über die Lippen gekommen.

Respekt hin. Angst her. Es ist auf alle Fälle Zeit für eine weitere meiner Weisheiten:

Wenn deine Zeit auf dieser Erde noch nicht abgelaufen ist, dann hast du die Verpflichtung, für jeden Tag zu kämpfen.

Und dann geht es doch wieder weiter.

– Ende –

Einige im Buch aufscheinende Namen wurden vom Autor verändert.

Jürgen Müller widmet dieses Buch …

„Meiner unermüdlichen Mutter Hildegard und meiner immer für mich da gewesenen Schwester Manuela (Meki) mit ihrem Freund Dietmar.
Meinen uneigennützigen Brüdern Wolfgang und Heinz und deren Seelen von Frauen Christa und Brigitte.
Meiner Agnes, die mir beim Comeback ins Leben half und es nun mit mir teilt.
Meinem Onkel Robert. Meinen Ärzten Dr. Wiesner-Zechmeister, Dr.Lebisch, Dr.Buchroitner und Dr.Feichtinger."

… und ganz besonders meinem Sohn Calvin.

„Mein Sohn Calvin war zum Zeitpunkt der Diagnose gerade vier Jahre alt geworden, er half mir aber mit großer Liebe und Zuneigung, aus vielen Situationen Mut zu schöpfen. In Stunden größter Enttäuschung ging von meinem kleinen Calvin Größe aus und der kleine Mann zeigte viel Verständnis …"

Bilder zum Buch unter

www.boesartig.at

Website sponsored by

flexmark
e-performance and others
Christian Wascher
www.flexmark.de

und

Agentur
effektiv werben
Walter Fleischhacker
www.effektivwerben.com

Danke für eure großartige Unterstützung

WOOTOO.COM
Wels

HT 1
Grieskirchen

und

WELS
die Stadt

Danke für deinen Einsatz

Mag. Jürgen WERNER

STAR FACTORY
Wels

Im Gedenken an „Pü“

Herr Hans Pühringer (†)

Lektor dieses Buches.

Hans Pühringer war jahrelang mein Kollege in gemeinsamen Zeiten in der VOEST-ALPINE-Konzernwerbung.
Er fungierte unter anderem für meine Werbetexte über Fach- oder auch SK-VÖEST-Sportartikel als Lektor.
Unsere Wege hatten sich jedoch Ende der 80er Jahre getrennt.

Nun, fünfzehn Jahre später, war der immer nette und verbindliche „Pü“ meine erste Adresse als Lektor für dieses Buch und er sagte sofort freimütig zu.
Als er etwa 40 Seiten lektoriert hatte, meinte er in einem E-Mail an mich:
„Dieser Stoff hat es in sich und interessiert mich ganz besonders.“
Er meinte weiters, das Buch in spannender Erwartung fertig lektorieren zu wollen und erwähnte ganz beiläufig, „… ehe ich zu Bestrahlungen ins Krankenhaus der Barmherzigen Schwestern in Linz gehe.“
Ich hatte keine Ahnung von seiner Krebserkrankung gehabt, als ich ihn um diesen Dienst gebeten hatte und war von mir selbst schockiert, ihn ausgerechnet mit dieser Materie zu belästigen. Telefonisch bot ich ihm an, es doch sein zu lassen, das könne ich nun wirklich nicht von ihm verlangen …

Doch Hans Pühringer reagierte unerwartet:
Er betonte seine Zuversicht hinsichtlich des Behandlungserfolges und das hörte sich für mich so optmistisch an, wie es Wochen zuvor im Manuskript Jürgen Müllers für dieses Buch zu lesen war.
Tatsächlich erhielt ich die korrigierten Seiten wenige Tage später fein säuberlich und pünktlich, wie seit jeher von „Pü" gewohnt, per E-Mail.
Anschließend begab er sich ins Krankenhaus.

Eineinhalb Wochen später erreichte mich im Ausland die Nachricht von Hans Pühringers unerwartetem Tod.
„Pü" hatte einen kurzen aber sehr schweren Kampf gegen den Krebs verloren, erzählte mir seine tapfere Gattin.

Jürgen Müller, der sich vorgenommen hatte, seinen Leidensgenossen Hans Pühringer persönlich kennen zu lernen, um Erfahrungen auszutauschen und ihm zu danken, war genauso zu spät gekommen, wie mein Dankeschön an meinen Freund und Kollegen „Pü".

Unser Trost gilt seiner Familie.

Wir werden Hans stets ein ehrendes Gedenken bewahren.

Wolfgang Bankowsky
im November 2003